いのちのそばで

野の花診療所からの最終便

徳永 進

朝日新聞出版

いのちのそばで　野の花診療所からの最終便　目次

3　2021年　ふきのとう

4 2022年 はまだいこん

5　2023年　そらまめ

いのちのそばで　野の花診療所からの最終便

初出

朝日新聞中国地方版に「野の花あったか話」として二〇一九年三月五日から二〇二三年七月十五日の期間に連載した一七九回分を収めました。

「診療所いまむかし」と「あとがき」は書き下ろしです。

1　2019年　さくら

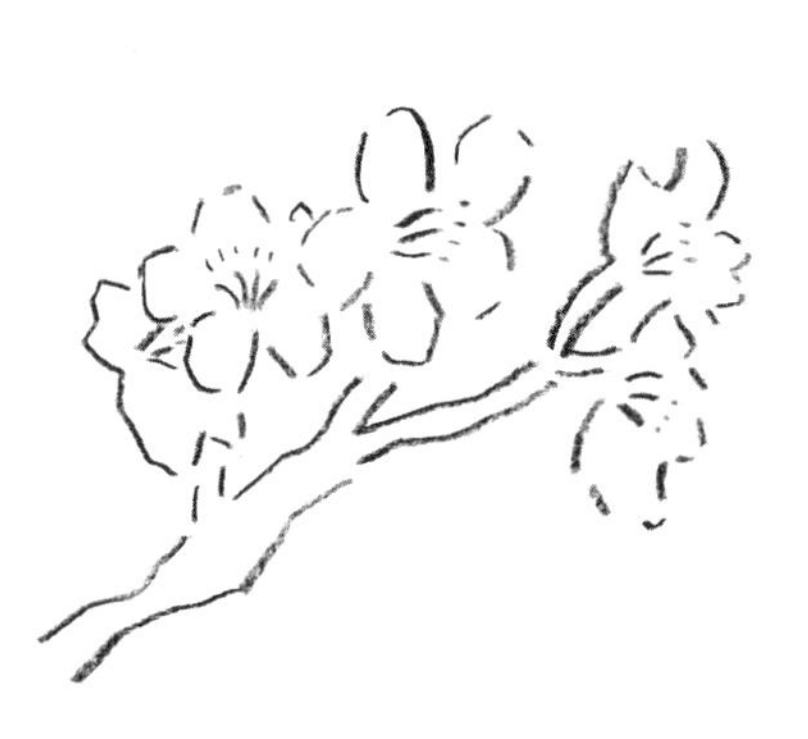

フウケイ

2人の女性が「あのー」と、相談に見えた。「母親が膵がんの末期で、家に帰りたいって。ひとり暮らしなんですよ」。患者さんの年齢は87歳、家は鳥取市から20キロ離れた漁村。今は総合病院に入院中で退院後は自分たちと孫たちが交代でみると。主治医からの紹介状も持っておられた。「分かりました。在宅ひとり死、やってみましょう」と力を入れると、「いや、必ず誰かがいるようにしますから!」。

退院はすぐに決まり、その日のうちにわがチーム、家へ直行。日本海が見えウミネコが舞う村。イカ釣り船を左に見て、大通りを右に曲がった角に古い雑貨店、左角に人ひとりがやっと通れる路地、その向こうに患者さんの家があった。おかしいものである。どの家にもその家独特の雰囲気があるが、自然の中にある集落や家だと、こちらの共鳴装置が無意識に作動してくる。

「よろしく」と私。「こちらこそ、たのみます」と弱々しくその女性。顔も手足も腫れている。自分の力では寝返りできない。娘さんにお粥やみそ汁、ヨーグルトを口元に運んでもらってる。

点滴も酸素吸入もなーんもない自然な形を、患者さんも家族も希望した。これはこれで味がある。次の往診の時、笑顔があった。村の小学校の同級生が「元気かー」って、3人訪ねてきてくれたのだそうだ。80年前の同級生。小学校はとっくに廃校。人情が漂い、なぜか往診が楽しみになる。

1月末の日曜日。衰弱は進んできた。枕元で聞いてみた。「家に帰って、一番よかったことはなんですか?」。少し間があって、「フウケイ」。記憶の中にある、ドローンが写し撮るような世界のことだろうか。「眺め? 漁村の風景のこと?」。患者さん、うんうん、と弱くうなずく。

接続詞の患者さん

異例の暖かさ。積雪90センチ超えの大雪の年を思い出し、暖冬を喜んでいいのか、と自問しながらスノータイヤからノーマルタイヤに交換すると、ほんとに春が来た。

朝の外来。「木下さーん」と呼ぶ。88歳の認知症の患者さん。「体重計に乗ってみましょうか」。測定終えて「食欲はあります?」と尋ねると、「だからー」と返ってきた。次の言葉を待ったが続かない。「雪降りませんねー」と言うと、「だからー」と返った。娘さんが「最近、何聞いてもこればっかりなんです」とおっしゃる。うーん何だろう、「だからー」って。

　別の日の外来。診察室に入ってきた夫婦は92歳と85歳。昔、2人でラーメン屋さんをやっていた。人気だった。奥さんの物忘れが進む。「眠れますか?」と聞くと「そもそも」と返ってきた。続きを待つが、それで止まる。「楽しみは?」と聞くと、「そもそも」で止まる。ご主人が「困るです、偉そうで。息子夫婦にもこれです。嫁さんに悪うて」と半泣き顔。「じゃあお大事に」と言うと、チラッと振り向いてニコッとされた。うーん、何だか分かってられるような。

「つまり」としか言わない男性もあった。昔、会社のお偉いさんで脳腫瘍(のうしゅよう)だった。何か言いたそうだったが、結局、「つまり」で終わった。口が開くと苦虫をかみつぶしたような顔で、「つまり」。つまり、かあーと思った。

　谷川俊太郎さんの詩に「芝生」がある。――そして私はいつか　どこかから来て　不意にこの芝生の上に立っていた　なすべきことはすべて　私の細胞が記憶していた(略)

　接続詞「そして」で始まる不思議な詩。接続詞の患者さんたちも、きっと接続詞に至るまでの世界、接続詞のあとに続く世界を何重にも持っておられるに違いない、と思う。

一番の一番

講演を終えると座長が会場に向かって「何か質問は?」と言う。大抵は何もない。「では私から一つ」、と座長が恒例で言って会は終わる。

先日の岡山での会、珍しく会場から手が挙がった。看護や介護の実践の場に身を置く人たちから現実的な質問で、例えば、「入所者の方の看取(みと)りが近くなった時、どの時点でご家族さまを呼べばよいのか。早過ぎると叱られるし」、など。続いて、「いい看護師、いいケアって何ですか?」と問われた。不意を喰(く)らった。美辞麗句を並べても大抵バレるし、もともと美辞麗句は苦手。「よしっ、この患者さんと家族、引き受けよう!と思って下さる人、その気合」と答えたものの、すぐに反対意見が自分の中に生まれた。純粋過ぎて、思い込み過ぎて、疲れて辞めると元も子もない。「そばにいる、がまず一番ですね」と微妙な軌道修正を。

そうなのだ。患者さんが病室に1人、「お茶、ひと口」と言った時に、その横に立っている人がいる、お茶でなくても、ただそばにいる、それがケアの原点だと思う。

帰りの列車で考え直した。一番は、やはり技術だ。この技術の修得こそプロフェッショナル。二番は声の高さ、大きさ。やさしい声がいい。声は裸で全てを伝える。次は手。やさしい手がいい、いや力強く持ち上げないといけない手もあるな。次は、現場を捉え、その状況を全体の流れの中でキャッチする力。その人の脚本を読み取り、作っていく力。それからそれから、先方がこの人なら話してもいいと思える人柄を持っていること。

考えるときりがない。でも、一番の一番は、「細やかな気遣い」かな。枕の大きさ、布団の重さ、寝衣のシワ、眼脂や口唇の乾き、花瓶の力ない花などに気付くこと。そんな人は技術を含め、ケアの世界を自分の中に作っていく。

合格

「家に帰りたい！」。70歳の寝たきりのがん末期の女性。「連れて帰れるかなあ?」と不安な顔のご主人。でも希望はかなえてやりたい。「3時間だけ帰ろうか」とご主人。「たった3時間!?家に帰ったことにならんわ！　1泊したい！」と女性。「いつもこれです。叱られっ放し」

2人は47年前に出会う。ご主人は鳥取の大手会社の経理係、女性はその支店の経理係で月に1回本社に報告に赴く。ご主人がデートに誘った。「女房、やさしかった、昔は。今もやさしい、娘や孫には」と笑う。女性の闘病は3年に及ぶ。「覚悟はできとります、私も女房も。ただ、女房、孫息子が好きで、ピカピカの高校生の学生服姿見たい、それまでは死ねれんって」。高校入試は3月6日、競争倍率、1・0倍。でも油断はできぬのだそうだ。高校入試が終わるのを待っての外泊、とした。

「息はえらい（苦しい、の意）し、お茶はむせるし夜は寝れんし、ハラハラでした」と、病室に戻って安堵（あんど）するご主人。「苦しまんよう、楽にしてやって欲しい。でも合格発表は聞かせてやりたい」。人の気持ちはいつも反対の心で満ちる。弱い鎮静剤（ちんせいざい）を使った。なかなか楽にはならず、衰弱は進んだ。「もう少しだ、がんばれー」、と孫も娘もご主人も。女性は合格発表の前日、ご主人に看取られた。

日は長くなった。診療所の玄関前、夕方の6時過ぎでも西日が射（さ）し込み、薄明るい。ご主人、夕陽の中、一歩出て、集まった職員の前に立った。あいさつの言葉出ず、顔を赤らめ、涙を浮かべ、深々一礼。

お葬式が終わった日、電話してみた。「ありがとうございます、女房骨になりました。孫、合格しました。仏前で報告しとります」。なんだか明るい声が受話器の向こうでしていた。

桜、桜

　三寒四温のさなか、桜の季節がやってきた。桜は病室にも届けられた。病状が進んで車椅子にもストレッチャーにも乗れない人もある。桜は誰もが見たい国民花。6号室のがんの伊谷さん、奥さんがいたれり尽くせりの介護してきた。家の桜を持って来た。「こんなに尽くした女房ないと思います」と自画自賛。「国民女房賞ですね」と冷やかすと伊谷さん「普通の女房ですけどお」と。桜は黙って2人を見てる。12号室の77歳の松田さんは非がんで心不全と腎不全。老人ホームで知り合った内縁の妻が時々面会に。「早う治ってよ、一人だと寂しい」と内縁さん。手に、ホームで折った桜の一枝。

　桜はなぜ人気か。花の形か、うすい色か。青空やボンボリで浮かび上がったり枝垂(しだ)れての大空間を作る花だからか。特に今年は桜がきれい。

　11号室の91歳の、妻他界後の一人暮らしの鈴木さん。がんに重症肺炎併発で入院。名古屋から娘さん駆けつけた。肺炎治癒。2人で近くの桜土手に車椅子で。ツーショットの桜写真、夕方にはスタッフがプリントして額に。娘さん帰って1人になって鈴木さん、嬉しそうに写真に見入る。

3号室の83歳の、物忘れもあるよし子さん。職員に連れて行ってもらって桜見上げて「わああ」と言ったのに、夕食後の回診で尋ねると、「桜？ 私、行ってない」。桜は全てを赦す花。15号室の上田たみさんは著しい尿毒症、でも善戦中。天井まで届く花をつけた桜の枝が、冷蔵庫の上からたみさんを見守る。

「持ってきましたー」。ご近所のがんと闘う弘じいさん、自転車の荷台に自宅の桜の長い枝数本くくりつけてやってきた。「皆さんに！」

病棟の隅の台の小さなマリア像の横に、10輪の花を付けた爪楊枝の太さの桜の小枝が、ひっそりとマリアさまを見上げる。

離れると留まる

病が収束するには二つの方法がある。一つは、転地療養のように、場を離れるという方法。公害の四日市喘息は一例。家庭内の虐待や学校のいじめの時、その場を離れる離す、は大切な方法。

もう一つは、「病は生じたところで治る」という考え方で、その場に留まる、という方法。

50歳の心病む女性の言葉。「なんでこんなことに」とやせ細った手足を眺める。「障害者手帳もらっても、こんな自分がイヤで、心は落ち着かない。怒りや悲しみ、イライラでもなく、不安。これからどうやって生きていこう。歩ってもやっと50メートル、暮らせるんだろうか」。2カ月前は身も心も崩れ、死にそうで、諦めてた。今は無理して食べ、吐かず、体重は上向き、でも心はおきざりで、不安は増加。

「母は食べてがんばれーばかり。私の気持ちは分からない。私の娘も私の弟も自分のことでいっぱい。家族に迷惑かけたくないし、家族って当てにならない。当てにしちゃあいけない。パートナー、いたけど見捨てられた。再会して不安やわらぐかと思ったけど、かえって傷ついた。男の人は、ダメ。女友達、もっと当てにならない。自分がダメなんです」。こんな自分から離れたい。さらに続いた。「ペットダメ、犬も猫も。宗教？ よく誘われる、苦手」。ノートに俳句が記されている。「季語が好きで、でも作れたり、作れなかったり」。何が救いに？と聞いてみた。「雪や月や星、救ってはくれない。市役所の人も医療者さんも、社会も、助けてもらってるけど、不安は消えない」

僕は尋ねる。「じゃあ、あなたを助けてくれるものって、ない？」。間があった。彼女は答えた。「自分」、そして苦笑い。自分から離れること留まること、誰にとっても難しいこと。

臨床オノマトペ

「とんとん」と病室の戸をたたく。入って「調子は?」と尋ねる。「まあまあ」と患者さん。「眠れました?」「まあまあ」、「食欲は?」「まあまあ」、「便通は?」「まあまあ」。「まあまあ」は臨床でよく登場する。患者さんもぐずぐず言わずにさらりと言い流すのに使いやすいのだろう。こちらも、うっ?と思ってはみるがまあいいか、と聞き流しやすい。両者のこのいい加減さで臨床は、ぎりぎり保たれている。

痛みはそれでは済まないことがある。「きりきり」「ぴりぴり」「ずきずき」「じんじん」「がんがん」。もっとある、「ぎゅんぎゅん」「ぼぎぼぎ」。痛んだ本人にしか分からぬ痛み。言葉にしようとすると擬音語、擬態語のオノマトペのオンパレード。

オノマトペは、身体、心情、自然の現象を表すのに欠かせない。10連休のある日の午後、回診しているとピカッと光った。新緑の五月(さつき)晴れの午後、急に暗雲に包まれた。「ゴロゴロ」と鳴った。その瞬間、「パラパラ」と雹(ひょう)が降った。「バラバラ」に変わった。続いて「ザアザア」と大雨、

「ビュービュー」の青嵐（あおあらし）。

その日も病室を回った。「お熱は？」「まあまあ」と患者さん。「まあ、ぼちぼち」と私。人間の言葉というよりヒトという霊長類のすれ違いの唸（うな）りしぐさのようなもの。「先生、孫娘の縁談、話がとんとんと進んで」と患者さん、うれしそうだった。その隣の病室、人生を振り返り「好きなのは、酒と旅行と競馬でした」と末期を迎えた富次さん、明るい顔。「競馬、儲（もう）けましたか？」と聞くと、隣で奥さんが答えた。「とんとん、でしたなあ」

臨床にオノマトペは欠かせない。オノマトペには「゛（濁音）」「゜（半濁音）」、そして「ん」が欠かせない。

鼻唄まじり

85歳の左官屋さん。奥さんを10年前に心筋梗塞（しんきんこうそく）で亡くして1人。病気は糖尿病。進行して厳しい腎不全。愛煙家、肺がんを発見されたが、透析も抗がん剤治療も拒んだ。動くと喘鳴（ぜんめい）。ぜーぜー言いながらの週3回のデイサービスを心待ちにした。風呂に入れてもらって、カラオケで演歌と唱歌。「デイのみんな、昔からのなじみ、よくしてくれる」。帰宅後、自宅のベッドにひとり座って至福の1本を吸い、むせる。寂しさは漂うが、憎めない職人気質のご老人。看護師さんたちにも人気だった。

2カ月が経った。夜の咳と痰、息苦しさが強くなった。顔も足もむくむ。入院することにした。

「やれやれ、ここなら安心だわあ」

喘鳴が薬で落ち着く時があった。寝たままで特殊浴へ。お風呂場でご老人、一言。「この風呂場のタイル、わしが張りました。隅の難しいところもわしの技です。懐かしい」。大手業者に建設を依頼したのだが、一つ一つの仕事は地元の職人さんたちがやってくれてたんだ。左官部門はこの人だったんだ。その人へのお世話は、恩返しだなあ。

病状は進行した。「わし、もう最後だなー」とポツリ。かと思うと、病室から声がもれた。「みかんのはながさいている～～」だったり、「あまぎご～え～」だったり。「なんのいんがあでええかいがらこぎなろうたあ」だったり。鼻唄に混じって「しめえだー」。

最後の2日間、息子さんと娘さんがやってきてくれ寝ずの看病。「押すな、胸押すなー」とご老人に幻覚。新緑が緑に変わる頃の半月の真夜中、2人に看取られた。翌朝のラウンジでのお別れ会、皆で歌った。「ほほほたるこいあっちのみずはにがいぞ、こっちのみずはあまいぞほほほたるこーい」。おおらかな人だった。

ピンクのお棺

時代は少しずつ変わる。

午前の回診。「先生、私、そろそろあの世行くでしょ。だったら葬式のことで打ち合わせしときたい。葬儀屋さん、来てもらえませんか?」。ゆっくりと進行してきた乳がんの、83歳の一人暮らしの女性である。このごろ息切れが進む。

「あのー、その方って、まだ生きておられるんですよね」と電話の向こうで葬儀屋さん、小声で念を押す。「ええ」。「でしたら普通の車で参りますので」。霊柩車(れいきゅうしゃ)のお迎えと間違えられるところだった。Q&A方式で面談は進んだようだった。

夕方の回診。「私ね、家族葬でいいって言ったんです。でも結構するんですよ」。近ごろ、家族葬を希望する人が多くなった。葬儀屋さんは嘆く。高齢多死社会を迎え、需要としては追い風なのに、この場になって経費節約型葬儀という逆風に吹かれてるそうだ。「家族葬」が流行し始めた一因は、呼び名の変更。それまで使われていた「密葬」には暗い響きがあったが、「家族葬」

になると明るさが生まれ人気になった、と葬儀屋さんは分析する。

「夫の時は会社の人も来られ100万円以上。でもケチったとこもあって、後悔残ったり、変なもんです。私は内輪だけの、お金のかからないお葬式でいいんです」と葬儀屋さんがみえる前に漏らしてたのに、面談が終わると変わった。「お棺、写真で見せてもらったんです。普通のと、値段高いけど蓋(ふた)がブルーと、薄いピンクのもあったんです。私ピンク大好きで、これにするって言ったら、後ろで娘が、普通でいいんちゃう?って。でもあの棺、可愛かった。あれなら入ってもいい」。誰の気持ちも微妙にうつろう。

ここは大切な人生会議の場面。一歩でも二歩でも前へ進めと時代は求めてきている。

パンティーと櫛(くし)

町を車で走っていると、ビビビーとポケットのスマホが振動する。「外線です。転送します」と診療所から。「先生? しんどくて、息苦しくてー」と80歳の末期の女性。マンションで一人暮らし。マンションの入り口でピンポーンと押すが応答なし。いつもなら即「はいどうぞー」と元気な声がする。まさか、と不安がよぎる。どうしよう、と思った時「アッ、ハーイー」と消えそうな声がしてドアが開いた。

エレベーターに飛び乗り、素早く「9」を押し、「閉」を押す。なんだか超遅い。やっと着き駆けるが、2番目に遠い奥の部屋。遠すぎー。ドアを開け「どうですか？」。「娘、出張なんです。しんどくて」。髪乱れ、顔は白い。手足はむくみ、ぐったり。呼吸促迫。お洒落な元レディーなのに、ランニングに短パンのジャージ服。部屋、乱れる。入院！と即断した。「救急車呼びます？」「救急車はイヤ！」。抵抗する力はあった。駐車場のぼくの往診車までたどり着けるか？血中酸素濃度は60％。診療所に電話して、CTと病室の用意を頼んだ。

急げ、と紙袋にそこら辺のタオル、パジャマ、ティッシュを放り込んだ。「これも」と手渡され、スマホに財布にカードの入ったバッグも入れた。息切れ強く、部屋を出るのがやっと。ぼくの肩につかまりまるで月面歩行。隣の家の前でかがみ込み一休憩。「救急車呼ぶ？」。首は横。やっと3軒目、やっと5軒目。ドクターストップかけるなら今だ。遠くのエレベーターにやっとのことたどり着いた。車に乗り込む。「あっ、パンティーと櫛！」と元レディー。今、それ言う？

なんとか診療所に着いた。CT室。両側胸水はあったが穿刺するほどではなかった。「よいしよっ！」、皆で病室のベッドに。O_2吸入開始。患者さんも医療者も、ホッ。

ネムの花

診療所の玄関の真上の2階にカンファレンスルームがある。患者さんと家族、スタッフがあれこれ課題を話し合う。週に1回は亡くなった人の反省会（デスカンファレンス）を開く。最終評価を自分たちがする。「◎・○・△・×」の4段階。本人、家族とよく話し合いが出来、痛みもおさまって、死への経過に家族が納得されたりしてると◎なのだが、予期せぬことに見舞われたりすると◎への道は遠くなる。

ある日のデスカンファレンスは89歳の肺がん、多発性骨転移で紹介になった末期の女性。市内の三女の家で最後の日々を過ごしたい、と希望された。担当ナースは言う。「退院され、午後いち、おうちに行きました。次女さんも三女さん夫婦も孫たちもおられました。顔色不良、脈も呼吸数も速く、苦しそうで、早い、と思いました」

確かに、一目で終わっていく命に見えた。少量の点滴はいる、O_2吸入がいる、痛みに対しては持続皮下注がいい、などとぼくは判断した。何よりこの状況を家族に説明し、死が近くにあることを共有せねばならない。半信半疑の家族の顔をあとに家を出た。訪問看護師から電話がかかったのは夜中の11時。「呼吸停止です」。大勢集まった身内の人たちとお別れの水、とした。「かかわりの時間を持つ前に、死が来て力を出せなかった」とナースは悔やむ。ぼくも一緒。誠意さえあれば◎か、説明を十分にしておれば◎か。臨床は思い通りにはいかない。せっかくの在宅だったのに○と△の間にある「・」に印をつけた。

カンファレンスが終わって、窓をあけると玄関のネムの木が枝をのばし、枝々の葉の上にうすピンク色の花が、目のまん前で咲き始めていた。

リーンリーン

12キロ離れた町へ往診に行く。患者さんは80歳の元職人さん、主訴は下血。畑と校庭が見渡せる居間の窓際に薄い布団を敷いて寝ている。目を閉じ、口はへの字。「いかがですか?」と問うと目を開け、突然「安楽死、おねがいします」。「大腸ファイバーは」と言いかけると「必要ありません。点滴もしません。スイスに行って安楽死した日本の女性みたいにして下さい」。隣にチヨコンと座る奥さん、「スーパードライの大瓶2本とゆで卵2個が一日の食事です」。何と言う組み合わせ、ちょっと笑った。直腸診だけさせてもらった。腫瘤が触れる、出血している。

「いくぞ、はい、おーい」。校庭から元気のいい声がする。その声を聞きながらなじんだ布団に横たわる。人間も動物、立派なベッドに寝るより、ほら穴のねぐらで丸くなる獣のように寝るのが楽なよう。

別の日、「1時間ごとのトイレ通い、情けない。安楽死頼みます」。往診を始めて1カ月が経った。やせが進んだ。玄関で奥さんがプラスチックの箱の中の虫にエサをやっていた。「鈴虫です。この人、13年間飼ってました」。ビールは飲めなくなった。「楽にしてあげた方が」と、ポツンと奥さん。「もう少し、この形で」と長男。皆の気持ちは揺れる。訪問看護師は薬剤師に、肛門部に塗る止血用軟膏の作製を依頼する。軟膏ができ上がった。「そんなことより、安楽死を」と患者さん、硬い顔。

校庭からは生徒のいつもの元気な声。衰弱は進む。日曜日も往診し皆と話し合う。衰弱はさらに進み、血圧は下がる。「アンラクシ」と弱い声。2カ月が経った夜中、呼吸が止まった。訪問看護師と駆け付けた。家族の顔に穏やかさがあって、やれやれ。

「リーンリーン」、鈴虫の声が家中に響く。安楽死至難。

理学療法士の質問

中国縦貫道を走ると山崎のインターチェンジがある。そこを下りると宍粟市というまちがある。この字、なかなか読めない。しそうし。その宍粟市の市役所の会議室で話をした。

日本のどの地域でも在宅往診、訪問看護、訪問介護が広まりつつある。それに関連する話を依頼されて参上した。地方の病院はどこも大変。兵庫県にもたくさんの病院があるが、合併して大きくなって生き残るのだそうだ。医師不足、看護師不足が主な理由。設備の整う病院に生まれ変わる。合併した病院の周辺の病院は苦しくなる。大きな赤字を背負う。宍粟市の公立病院は院長自ら在宅でのがん患者さんを看取ることもあるそうだ。非がんの場合は開業の先生に紹介しやすいが、がん患者さんの場合は、これからです、とのこと。ぼくは自分の体験談のようなことをスライドを交え話し、講演を終えた。

「何か質問は?」と司会が言うと、珍しくすっと会場で手を挙げる若い男の人がいた。「理学療法士です。リハビリ中に患者さんが、『わし、もう死にたいわ』とおっしゃって、適当にお茶を濁（にご）したんですが、こういう時、どう答えるのがいいでしょう?」

会場って怖い。質問の玉がズシンと重い。そんなん正しい答えって、ないよ。でも言えることはある。そんな言葉をこぼしていい空気、目の前の人柄、患者さんはそれを見分ける。医者や看護師さんや家族には言えないことが、ポツンと言える。「そう思われるんですか、大変ですよね」と返せれば、次の言葉をその人は紡いだかも知れないが、「お茶を濁す」のも一回はいいか、と思った。それより、その言葉を心に残していた理学療法士がいたこと、がうれしかった。

好きです、この句

ナースコールが鳴る。看護師さん、9号室に走る。「どうされましたか?」「ああ、えっと、何時でしょう?」「夕方の5時です」「分かりました」。5分後、また9号室からナースコール。「どうされました?　矢田さん」「ああ、えっと、何時でしょう?」「夕方の5時5分ですよ」、「ああ、はいはい」。その5分後にまた鳴る。矢田さんの病気は慢性の血液系の難病。でも認知症の方が進んで、ナースコールが引っきりなしに鳴る。「頻（ひん）コールですね」「乱打ですよ」と苦笑いしながら看護師さんの「どうされました矢田さん?6時ですよ」で一日が過ぎていく。

先日の夕方の5時、回診で9号室に入った。カーテンは閉まり真暗。矢田さん、ぽつねんと座っていた。昔は小学校の先生、俳句が好きだった。

「こほろぎのなくやころころ若い同士(どし)」と、耳元で大声で読み上げてみた。「作者は誰でしょう」とクイズを出した。「さあて、こほろぎですか」。答えを申し上げた。「小林一茶です」「そうかあ、一茶かあ、一茶らしい」。「次です。冬眠の蝮(まむし)のほかは寝息なし」。矢田さん難聴で、二、三回大声で読まなければならない。ぼくが手にしているのは中年向けに選集された俳句の本。「これは厳しいですな。うーん」「金子兜太(かねことうた)」「あ、兜太さん、らしいですな。独特ですなあ兜太さんは」。「じゃあこれで仕舞い。行く春や鳥啼(な)き魚の目は泪(なみだ)」「いい句ですな。行く春かあ」「芭蕉です」「そうだ、これは松尾芭蕉だ。いやあいいですなあ、魚の目に、じゃなく目は、です。好きです、この句」。部屋を辞そうとすると、矢田さんは言った。「先生も大変ですな、こんな夜更けに」

野の市

市場(いちば)っていい。外国へ行った時も市場に寄るのが好き。魚も肉も野菜も果物も日本と同じのや違うのが並んでいて面白い。その地の人の暮らしが浮かんでくる。

診療所を始めた時も、季節ごとにミニ市場を玄関でやれたらいいな、と思った。何回か開催できたが、継続って難しい。白イカやカニを知り合いから分けてもらって格安で売ったこともあったけど、長続き、しなかった。

今年は久しぶりに、11月下旬に「野の市」と銘打って開催した。知り合いの豆屋さんから小豆を仕入れた。地物は間に合わず北海道産。黒豆も間に合わず粗目(ざらめ)ときな粉を調達した。野菜はかつての入院患者さんの家族の人たちに協力を願った。願ったというと上品に聞こえるが、せびった、に近いお願いをした。

仕(つかえ)さんの奥さん（82歳）は細い干し大根にムカゴ、そして手作り蒟蒻(こんにゃく)をどっさり。今は鳥取市に住んでいるが昔は扇ノ山(おうぎのせん)のふもとの20戸くらいの山村に住んで炭焼きをしていた。この蒟蒻がうまい。政一さんの奥さん（83歳）は近郊の集落に住んでいて、ひざが痛いのに近くの畑での野菜作りが生きがい。せびりに行くと畑の隅の倉庫に座っていて「これもっていけ」と春に収穫したタマネギ（小）を下さった。「あれが来年の空豆の畝、これが苺の畝。里イモ今年は不作だ」と笑う。「ここが私の、1人だけのデイサービス」と笑いこける。

源太郎さんの奥さん（82歳）は、近所の若い女子会メンバー（若いと言っても70代後半）と白ネギ、大根、丸大根、白菜、人参をきれいに洗ってどっさり供出して下さった。

夫と死別した婦人たちが大地の恵みの中で、柔和な顔を取り戻してるのがとても印象的だった。

行ったり来たり

往診の依頼。69歳の男性。主訴は息切れ。肺気腫で在宅酸素療法中。古いアパートの2階だった。独居。タバコの臭いが満ちていた。出身は大阪府豊中市。喘鳴発作のたび豊中の病院に救急搬送されていたそうだ。そのたび鳥取に嫁いだ娘さんが呼ばれた。疲れ果て娘さん、鳥取へ連れて帰った。

「話し相手一人もおらへん。帰りたい」。往診の度に聞く寂しそうな声。娘さん、アパートに毎日通い世話をした。なのに、男性の口からは「帰りたい、あそこには麻雀友達がいる」だけ。1年半が過ぎた。娘さん諦めた。男性、豊中に帰っていった。半年が経って、ちょっと気になって携帯に掛けてみた。「先生、元気ですよ。友だちも毎日集まりありがたい、こっちで終います」。生き生きとした声が返ってきた。

別の往診依頼。同じく労作時の息切れ。73歳、男性。間質性肺炎。横浜でカウンターだけの小さな焼き鳥屋をしていた。よくはやった。病気が進み故郷の鳥取へ。「点滴はせん、往診も訪問看護もいらん、家で死ぬ」と息巻いた。「あんた、それって死んだ時、お巡りさんきて検死だよ」と奥さん一発。1週間後の夕方、奥さんから「息が止まりそうです」と電話。病状進行、顎が動く呼吸になった。宮崎から長女が帰ってきた。間に合った。「お父さん、がんばれー」。息は続いた。一度辞した。夜9時、「止まったようです」と電話。駆け付けると弱い息が続いていた。「がんばれ、おやじ！」と長男。また辞した。3度目に呼ばれた時、呼吸は止まった。コーラでお別れしたのが夜中の1時6分。「あんた、鳥取帰ってきてよかったね」と奥さん。目に涙。人は死の前行ったり来たり、それぞれにそれぞれの故郷を探す。

〔診療所いまむかし〕

＃1　診療所が始まったころ

入院患者さんがいる。在宅患者さんがいる。外来患者さんがいる。がんの末期で最後を楽にと希望されてくる人もある。「蜂に刺された」「飼い犬に咬まれた」と言ってくる人もある。手術後、手や足にリンパ浮腫を生じて紹介されてくる人もある。医者の仕事、開業医の仕事ってこんなもんだと思う。こうして書いている時にも携帯電話が鳴った。病棟から。「統合失調症の息子の薬を誤って認知症の母に飲ませたそうで、少しフラつく、どうしたらいいでしょう、と、娘さんから掛かっています」。飲ませた娘さんの携帯番号を聞き、掛け直す。「その量なら大丈夫です、様子みて何かあればまた電話ください」「安心しました」

今でも思い出す、開院した当時のこと。せっかく病室が沢山用意してあるのに、入院してくる人がいない。くる日もくる日も紹介がない。スタッフも手持ちぶさた。職員に給料、払えるんだろうか。そんなある日電話が入った。知り合いの開業医さんから。「一人、入院、頼めませんか。

肺がんの末期で寝たきりで、弟さん一人で介護ができなくて。それにこう言っちゃあ何ですが、汚いんです。下着も汚れてて」。間髪入れずに答えた。「どうぞ、いつでもどうぞ」。「おーーみんなー、患者さんが来るぞー」と叫びそうだった。抑えた。「救急車で行きますので」

待てど暮らせどピーポーの音がしない。診療所の前の道、昔は参勤交代の時使った道、と言ってみたものの狭い。それで開院前、救急隊と葬儀社に連絡し、通行可能かどうか、リハーサルをしていた。両車とも通る、と判明。それなのにピーポーの音がしない。まだかまだかと待ってるとピーポーの音が聞こえ始めた。よし、来たかと思った時、ピーポーが消えた。玄関先を見ても救急車の姿はない。雑巾を手にして、降りてくるストレッチャーの車輪を拭く準備をしている職員もいる。どうなったのだろう。その時、白い旗を持った若い救急隊員の姿が現れた。「あっ、見つけました、野の花診療所。オーライ、オーライ、ここです、ここです」。患者さんは道に迷った救急車からストレッチャーに乗せられて降りてきた。ぼくは駆け付ける。「大丈夫ですか？痛みますか？」。患者さんは答えない。バラバラ髪、髭ボウボウ、歯一本、プーンとアルコールの匂い。手が宙をつかむ。「CT室に」とぼく。購入したばかりのCT、実際に撮影ができるかどうか試してない。CTには肺がんの腫瘤の他、多数の肝転移が写し出されていた。

「風呂！」とぼくは叫んだ。浴槽にネットを張り、寝たままで湯につかってもらい、皆の手で洗うとっても旧式な形のお風呂。まだ誰も入ってない。いつの間にか看護師も助手さんもボランテイアさんも風呂場に集合。「私、背中洗います」「私、足」「じゃあ私、手の指」「私は陰部ですね」「髭剃ります」「頭、シャンプーしましょう」。一人の患者さんの入浴にあれだけの人たちがよってたかって拘わったのは、最初で最後だったかも知れない。アカは浴槽底に5ミリ。患者さんはきれいになった。

夜、「オーイ、オーイ」の声が廊下に響いた。ベッドから落ち、廊下に這い出て来たその患者さんの声だった。ぼくは内心うれしかった。

2

2020年　すみれ

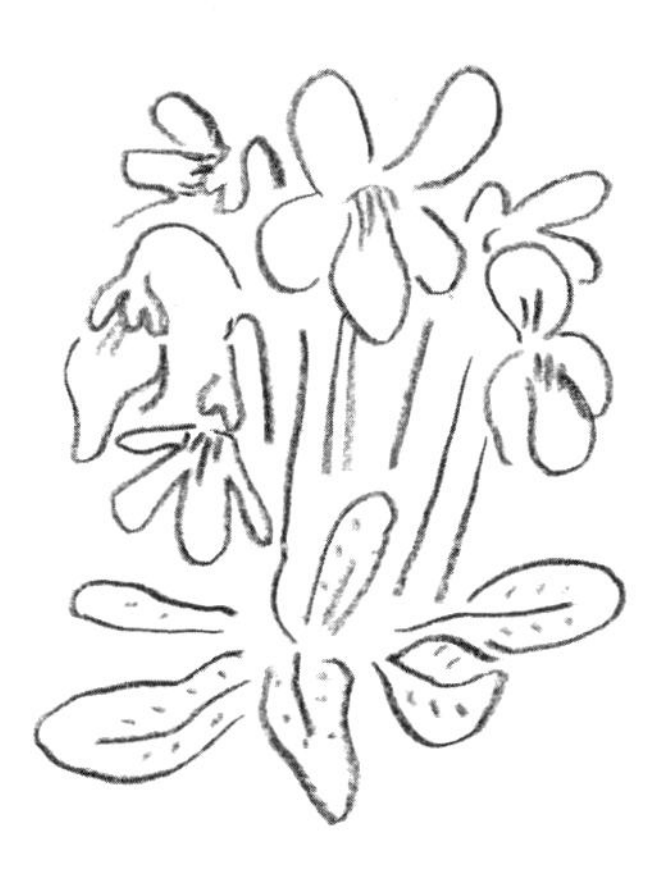

餅つき

北風強く、寒い暮れの2019年12月27日、診療所の餅つきがあった。開設当初から始めたので18回目。きっかけは農家の保っつぁん家の餅つき。保っつぁんは扇ノ山のふもとの村に住んでいた。餅つきは、村では正月に限らず年がら年中やっていた。村人の神聖な儀式であり、行事であり、娯楽だった。餅食い大会もあって、男たちは力自慢ならぬ胃袋自慢を競った。一升餅を食べたというから、胃はその日、悲鳴を上げたに違いない。小豆のこしあんをかけて食べるのが村では大御馳走。空豆の、黄緑のあんをかけるのはまた格別の御馳走。よもぎ餅あり、栃餅、粟餅あり。

村人の多くは山の村を降り、町で暮らすようになった。もう30年も前のこと。町に降りた保っつぁん、年の暮れになると、町の家の大きな倉庫で餅つきをした。わが家も見物に参加。保っつぁんの餅つく音は、一味違う。パンパンと音が弾む。奥さんとのかけ合いが見事。お互いに文句を言い合っているのだが、もち米は2人の文句の間で、見事な白の物体に変化する。女子衆が手で切り、まるめ、見事なおもちに仕上げる。

「ペッタン、ペッタン」。白餅、海苔餅、栃餅。餅つく音が診療所にこだまする。闘病の病室に、一瞬、平和な音が届けられる。がん性腹膜炎の女性は、ご主人が口元に運ぶスプーンのおしるこを一口吸って、「おいしいー」。

認知症のご老人、「餅つく音、いいですね」と顔がほほ笑む。「何色の餅が好きですか?」。５秒ほど間があって、「餅はやっぱり白です」。餅つきは認知症を飛ばしていく。

２０２０年は雪のない暖かな正月だった。曇天の元日の夕方、西の空が明るくなった。日没が少しずつ遅くなっていく。

お空の星に

「おなかが張る。腹水抜いて下さい」。病気は15年前からの乳がん。ゆっくりとした経過。２年前から胸水、１年前から腹水と腸閉塞。症状は進んだ。不思議な人でいつも明るかった。見舞いに友人がきたが、ボロボロ泣いて帰っていった。慰め役はどっち?と思った。腹水を１３００ミリットル穿刺。「楽になりました。友達と旅行したい。家で過ごしたい」。ご主人はトラック運転手。妻の希望は何でも聞き入れてきた素直な人。女性は近代医療より自然療法を選んだ。木や花、海や空や星が好きだった。「死んだら星になりたい」と笑った。お洒落なアクセサリー、簡素な化粧。

　病状はさらに進行。ひと口のスープがやっと。体はやせ、息は苦しく、在宅を中断し再入院。夕暮れの病室にラベンダーのアロマ。目は閉じ、言葉数は減り、寝たきりに。「ずっと眠る薬、がいいですか?」。嗄れ声で「立ちたい、歩きたい。鍼灸もリハビリも受けたい」。皆が集まり、そっと体を起こし、支えた。「タテタ！　ウレシイー」

　病状は進み、鎮静剤で傾眠がちに。ラウンジで看護師がピアノを弾く。ビートルズの「レットイットビー」、アイルランド民謡の「ダニーボーイ」、賛美歌「４０５番」、「アメイジンググレイス」。音は廊下を漂う。「聞こえます。どれも好き」と弱い声で。「お義母さんに会いたい、謝りたい」。ご主人が連れてきた。「いいよ、気にしてないよ」とお義母さん。ご主人がそっと教えてくれた。２人は駆け落ち婚、彼女はここ10年面会拒絶。「意地張ってごめんなさい、と言ってくれて」とご主人うれしそうだった。１月初旬の朝７時、ご主人が手を握り綺麗な顔のまま、お空の星になっていかれた。51歳。

ワシノハナシ

背は小さい。でも骨太で重い。78歳の忠さん、夕方になって「オコセー」の連呼。手と足がベッド柵からはみ出る。「なるべく苦しまんように」と長女。「一日でも長く話がしたい」と長男。家族の気持ちは食い違う。痛みが和らぐ薬、安定剤などを投与する。

「ナンジダ？」。忠さんの病気は口腔（こうくう）の奥のがん。5カ月の間に急速に増大し、鼻の穴も詰まり、両目も失明、耳にも広がり、わずかしか聞こえない。「8時」と看護師が答えると「朝のか」と。「違う、夜の」。光は目に届かない。がんは口蓋（こうがい）の外に出るほどに増殖し、発する声は小さくなり、聞き取りにくい。痰（たん）がのどにたまってくると、今際（いまわ）の時の呼吸に変わる。看護師が痰と格闘してやっと静かな呼吸に戻る。

「ワシノハナシキイテクレ」と忠さん、深夜の看護師に言った。ワシは「私」かと思ったら「和紙」だった。佐治（さじ）の手すき和紙の工場を作った時の苦労話をした。「えっ？　えっ？」と看護師は聞き返しながら聞いた。人生一番の思い出だった。

忠さんは力を込めて言葉を放つ。「ヨル、アケタカー」もよく口にした。特殊浴に入った時の「キモチイイー」。次男と長女が病室で言い合った時、「ナカヨーセーヨ」、唐突に、「イツナオルダラア」もあった。ある日の夕方、担当の看護師に「メエミエンシ、ソロソロイイデーテ、センセイニツタエテーテ」。どの言葉も重かった。

あとで家族から聞いたことで、心に残る言葉と光景がある。忠さん、入院の日、谷の村の家を出る時、車の中で誰もいない近所の家々に手を合わせた。「ブラクノミナサン、オセワニナリマシター」と言い頭を下げた。かかりつけ医の前を通った時も同じことを言い、頭を下げたそうだ。

どう呼ぶ

勤務医時代は「徳永先生」と呼ばれていた。開業してからは固有名詞部分は省略され、もっぱら「先生」。このごろは「あっ、今日はおお先生か」と「先生」に「おお」が付く。患者さんががっかりする。娘も医師で、一緒に働いてくれているのだ。喜ぶべきか嘆くべきか迷う。「院長！」と呼ばれることもある、開業医なのに。びっくりして、建物もひっくり返りそう。「徳永君、私、めまいして、耳鳴りして、寝れない」と高校の同級生。何年経っても「君」なのはうれしい。「すすむ君、咳が1カ月止まらん」と幼なじみ。

呼称はいろいろ。2人の間柄の中で生まれる。「ドクター、父がお世話になりました」といった人もいた。往診先で肺がんの父をぼくの車に乗せる時、その息子さんに2階から背負って急峻な階段を下りてもらった。「父の重さ忘れません。ありがとうードクター」。西部劇みたいだった。

ちょっと障害のある終末期の娘さん。掃除係の人にも給食係の人にも「先生！　先生！」と呼んでいた。看護師さんにも「あっ、先生！　痛いです」と手を握った。ぼくが顔出すと、「あっ、社長さん！　まかない丼、食いたい」だった。ずっこけた。呼称って難しい。呼ぶ方の気持ちと呼ばれる側の気持ちは、時にズレる。

近郊の谷あいの村で一人暮らしの92歳の女性のお嫁さんからSOS。認知症の義母は何も食べず、失禁している、火の始末もこころもとないと。入院してもらい入浴してもらいお粥を食べてもらうと、平和が戻ってきた。病室へ入ると「やっ、親方！　元気になりました。これからもたのみます、親方！　親方！」。憎めぬ満面の笑み。つい、「よっしゃー」と口に出しそうだった。

ズカさん

人気のある患者さんってある。威張らない人、怒らない人、裏表のない人、まっ正直な人。ついでに、あんまりナースコールを押さない人。ちょっとこれは、こちらの勝手か⁉

90歳のズカばあさんは人気がある。山村の家で一人暮らししていた。市内からお嫁さんが訪ねてみると、そこらじゅうに失禁現象。食事もロクに食べてない。歩くどころか立つのがやっと。

「わしゃ、大丈夫だ」とズカさん。お嫁さんあわてて電話を掛けてきた。「老人施設を探すまで預かってもらえんですか」。たまたま病室に空きがあった。髪はバンバラ、体は何となく尿の臭い。

「お風呂入ろっ」、と看護師。みんなでわっせやっせで、寝たまま入る特殊浴へ。八朔を輪切りにしていっしょにドボン。ゴシゴシゴシゴシ。褥瘡予備軍があちこち。何より陰部がただれていた。

「大丈夫、ちょっと痒いくらいだ」。お嫁さん、「あのままだと凍死か、焼死でした」。

夜になるとズカさんの部屋から大声。ナースコールは使わない。「人がおる、誰かあー」「畑にでにゃ〇△×」。軽いせん妄状態。当直の看護師さん、ズカさんを車椅子に乗せて一緒に部屋回り。車椅子の上で所在ないズカさんに聞いた。「元気?」。ズカさん答える。「うん、わし村の家に去にたい。家がええ」「なんで?」。ズカさん、「大根抜くです。わしの畑のわしの大根。3本ほど抜くですわ」「何にするの?」「大根はなんでもええで、おろしても汁に入れても煮てもええ。漬物にもする。葉っぱを炒めるとうまいぞお」。ズカさんの目は村の家の裏の大根畑を見ている。素直で素朴でちょいトボケて明るい。それが人気の秘密だろうか。

家での卒業式

新型コロナウイルスの流行は終焉せず、学校の卒業式も様変わり。変わったといえば、ちょっと変わった1人だけの卒業式があった。校長が卒業証書を読み上げ、高校3年生の女子生徒に手渡した。教頭、担任も同席。女子生徒は泣く。卒業式の会場は学校の講堂ではなく、生徒の家の居間。そこには介護用ベッドがあり、52歳の母が横たわっていた。

母はがんの末期。がんによる難治のリンパ浮腫、神経因性疼痛があった。治療は難航。母は耐えて耐え抜いてきた。歳月経ち、食べれず、立てなくなった。今後の対応について話し合わねばならない時を迎えた。本人の気持ち、本人には言えない家族の気持ちを聞かねばならない。2月8日、診療所の図書館に集まってもらいカンファレンスを開く。

「妹も私も学校を休んでます。明るいふりしてるけど悲しい」「私だって寂しい。家では泣けない、ここだと涙が出ちゃう」「覚悟はしてます。5年間一緒にやってきました。家内も察していると思う。鎮静剤のこと、ちょっと待って下さい」「私ら3人不登校や何やかんやで勝手放題。母には迷惑の掛けっ放し。罪滅ぼしで、皆で母を家で看(み)ます」

その高校の恒例の卒業式は3月2日。そこまでは生きられない。図書室での話し合いを終えるとナースは学校と交渉し、1週間後の2月15日の土曜の午後に、その手作り卒業式を企画した。学校も積極的に同意。

女子生徒は、卒業証書と共に渡されたピンクのチューリップの束を、ベッドの母へ渡した。母は会の終わりにゆっくりと述べた。「この日が、迎えられ、感謝、します。ありがとう、ござ、います」

2日後の夜の8時、その人は家族全員に手を取られ、子供らの涙の中で旅立ちされた。

自粛の春

夕方、回診すると、病室のテレビに大相撲の春場所が映っていた。郷土力士の石浦や、炎鵬(えんほう)に遠藤も気になるので、テレビをちょこっと見る。新型コロナウイルスの影響で客席に客がいない。審判員は座っているが、あとは全館空席。力士を呼ぶ客の声も野次(やじ)もなければ、拍手も声援もない。ガラーン。序ノ口や序二段の対戦を見ているようだと言えば失礼だし、お通夜みたいと言えばそれも失礼だ。取る方も力が入らないだろうが、見る方も力が入らない。声援がないとこんなに違うのか。まてよ、声の有無だけの問題か？　録音テープで客の歓声を流せば済むか？　いや違う。その場の客の声を聞き、力士の気持ちが反応し、思いがけない力が出、技が出る。それを見て客の声は一段と大きくなる。それに呼応し力士に新しい力と技が生まれる。力士と客の相互作用。

桜が咲いてきた。今年は早い。その花見、今年は花見も自粛を、と要請されている。近くの公園や土手に行ってみても花見客少なし。無観客花見、のようだ。

診療所恒例の花見は、いつもだと桜の木の下の場所取りから始まる。抹茶を点てるボランティアさんが待ち構える。そこにストレッチャーや車椅子で入院患者さんをお連れする。ブルーシートの上に寝ころび、桜越しに春の青空や雲を見る。それが今年は「花見って、不要不急ですかねー」と誰がともなく問うている。桜も心なしか枝にも花にも力がない。桜と人との間の呼応がない。そんな時「庭の桜、枝が伸びて、切りました！」と大きな枝を届けてくれる人があった。「やあー、桜ですかー、もう一度、見ときたかったー」と、この日を待っていた患者さんの温和なひと声が、病室に広がった。

春の病棟

「おーい、おーい」。春の夕方の病棟に男性の声が響く。がんと認知症の両方を抱える高齢の人が多くなった。「おーい」の部屋に看護師さんが駆け付ける。「おー、どうしたあ」とその患者さん。

「お父さーん、お父さーん」の大声も廊下に響く。肌の綺麗な１０３歳の婦人の部屋だ。１０３

歳の人のお父さんって何歳？　いや、連れ合い？　連れ合いは70年前に結核で亡くなっていた。お父さんとは、70歳の息子さんのこと。息子を探し求め「お父さーん」。

静かな部屋もある。90歳の女性。老舗店の元おかみ。たまたま発見された大腸がん。無症状で、保存的な対応とした。終日テレビも見ず寝ておられる。「いかがですか？」と尋ねると、「いいですよ、先生のおかげです」。「桜、咲きましたよ」と言うと、「そうぉ？　桜、好きです」と上品な返事。別の日の回診。「どうですか？」と尋ねて布団をはぐって胸に聴診器を当ててると、「寒いがなあ！」と怒りの声。びっくりした。看護師さんも「いかがですか？」と聞いたそうだ。その答えが「それが分かりゃ苦労せん！」だった。もうひとつあった。夜中のこと。看護師が病室に行くと、その患者さん、ベッドの上方3分の1で90度回転し短軸方向で、身動き取れなくなっていた。「ど、どうされました⁉」、あわてて当直看護師問うた。間髪入れず「こっちが聞きたいわ‼」とその上品なおかみさん。その光景が浮かんで思わず笑ってしまった。「今一番可愛い患者さん」、なのだそうだ。医療現場が生きていくには、笑いは欠かせない。

別の日の春の夕方、そのおかみの部屋に行く。「いかがです？」「さあ、あんたらみんな、寝て寝て、休んで休んで」とのどかーなり。

悲しい文化

言ってみても仕方ないことを口にしそうになる。電話が鳴る。「おやじの見舞いに週末帰ってやりたいです、いいですか?」。東京に住む次男から。おやじは90歳で老衰で、心不全でその日は近い。息子なら親の死に目に会いたい、と思うのは当然なこと。「どうぞ」が普段のやりとり。ところが世界も日本も新型コロナウイルスの渦中。「東京かあ〜」と返事につまる。自粛の時である。患者さんには2人息子がいて長男も東京。「1人くらい地元におったらんかいー（語調に品がない）」と言いたいところだが言っても仕方ない。「いざ、という時はこちらから連絡しますから」と、急に丁寧に対応。新型コロナウイルスは人類にいろんなことを変更させる。日本人の「死に目信仰」にも変革を迫る。人は死の時、家族に囲まれてその時を迎えるなどと思うなよ、という時代に拍車がかかる。それどころか、この感染症で死を迎えると死の際どころか死のあとも家族に触れてもらったり、会ってもらうこともできないようだ。さらにそれどころか、火葬のあとの骨拾いさえできないことがあるらしい。死を穢れ、死を忌むべきものとして捉える悲しい文化。「そりゃ、何ぼ何でもやりすぎだろー」と言ってはみるが仕方ない、という世の流れ。人が人であることを失う。

「まだもつかな?」と冒頭の患者さんの連れ合い。ほぼ90歳。笑顔がいい。「息子らには、帰って来るな、わし1人で看取る、って携帯電話しときます」と悠然、どーんとあったか。

このウイルスが1匹はいると、今の情勢のままならこの小さな有床診療所、一発で閉店必至。あとひと、ふたふんばり、皆で向かうしかない。これは口の中で、言い続けねばなるまい。

野生のスミレ

死が近くなったかも知れん、と思われる患者さんに尋ねることがある。「何かしたいことありますか?」。「急に言われてもなあー」と唸る人もある。「孫に会いたい」「温泉に入りたい」から、「パチンコ行きたい」「タバコを一服」「鮨食いたいなあ」から、「汽車で旅したい」「歩きたい」「水ゴクゴクと飲みたい」など、体具合で違う答えが返ってくる。

急峻な錆びた鉄の階段を上った2階の最初の一室に、83歳の男性が住んでいる。「まあ、覚悟はできとります」と言われる。病気は進んでいるが、近くの土手を散歩したり、近所の棟上げを見たり、この階段を上り下りしてスーパーに行ったり、洗濯したりできる。仕事は長年、工事現場横の旗振りをしてきた。兄弟や子どもたちとも、もう連絡はない。「わし昔から一匹狼でした」。そう言うとちょっと誇らしい顔をされる。階下にたくさんの植木鉢があり、ビオラや小ぶりのシクラメンに名を知らぬ洋風の花々があふれんばかりに咲いていた。「ホームセンターで買いました」と狼にしては可愛い。

「何かしたいことありますか?」「うーん、野生のスミレが見たいですな」。予想もしない答え。里山に行けば地に咲いているはず。届けねばなるまい、と思った。

昼休憩、シャベルを乗せて自転車で近くの神社の裏山へ行った。あった、うす紫の可憐(かれん)なスミレ。初めて知った、野生のスミレの根の広がり、その深さ。岩に、他の植物の根のすき間に入り込む。なかなか掘り起こせない。取れた、3株。急峻な階段を上り届けた。次の週の往診日、洋花の並びにひっそり置いてあった。「あれ、大事にしてます」と一匹狼の顔がゆるんだ。

どまあ

数字って大切。身長も体重も年齢も、価格も年金も出生数に死亡数に人口も、きちんとした数字で示す。偏差値も合格点も厳格な数字で示される。サッカーは1点を争い、陸上100メートルは0・01秒を争う。時代の進歩につれ、精密な数字が私たちにのしかかり、私たちを縛る。

田舎で育った子どものころを思い出す。駄菓子屋さんに行き、カリントウを見て、「これ百円があかあさい（下さい）」と言った。「はいよ」とおばさん。秤（はかり）の目盛りはぐらんぐらん揺れる。「はいちょっとおまけ」。この「があ」について考える。方言である。「百円に匹敵するだけ」「百円に相当するだけ」の意味なのだが、「があ」と言うと「百」という数字にゆるみというか巾（はば）が生まれる気がする。

山村で一人暮らしの90歳のズカさんが紹介され入院となった話を以前書いたことがある。失禁と脱水と夜間せん妄があったが、小さい点滴で回復された。「村の家に去（い）にたい（帰りたい）」と言い、町に住む息子たちは二の足を踏んだ。「帰って裏の畑の大根、3本ほど抜くだわ」と笑った、あの話。ぼくも笑ったのだが、その時ぼくはその「ほど」が気になった。ズカさんは大根、3本抜くのか2本でも4本でもいいのか？　10本や1本ではないということなのか？　「大根、何本抜くの？」と改めて聞いた。ズカさん「3本ほどだが」と笑った。ぼくも笑った。「3本ほど」とは何か。「ほぼ3本」とは意味が違う。追加で「ズカさんって何歳くらいまで生きたいですか？」と尋ねた。「そりゃあ百どまあ生きたいわなあ、ワハハ」と笑った。ぼくは「どまあ」に度肝ぬかれた。ズカさんの放つ数字の付属語、なんだかあったかい。

糸を編みなおす

3密、自粛、ソーシャルディスタンシングなどの言葉が新聞やTVに登場しない日がなくなった。マスクも連日。マスクは色々の形が作られ、口のところが開くマスクまで開発されていて笑った。

先日、TVを見ていて目が止まった。盲ろう者（視覚と聴覚の両方の障害がある）の人たちの困惑だ。彼らのコミュニケーション手段の一つは指点字（通訳者が自分の指で相手の指に点を打つ）、つまり触覚による。密接を避けようという機運の中で、接触なしに指点字はありえず悩んでいると言う。嗅覚も大切な感覚なのに、マスクが障害になるとも。盲ろう者は全国で約１万数千人。スローガンのように密接は禁、とは一律に言えない、ということを違う角度から教えられる。

　その時同時に、盲ろう者のヘレン・ケラー（１８８０―１９６８）のことが紹介されていた。彼女は、世界中の障害を抱える人と、その家族の心を支える、偉人の一人。

　それで思い出したことがある。ニューヨークの図書館で働いている時、彼女に話しかけられた18歳の大学生がいた。哲学者の鶴見俊輔さん（１９２２―２０１５）だ。ヘレン・ケラーは「私は大学で多くを学んだ（ｌｅａｒｎ）が、学びほぐさねば（ｕｎｌｅａｒｎ）ならない」と言った。その時鶴見さんは１枚のセーターを思い浮かべた。セーターを型通りに編み、次にもう一度もとの毛糸に戻し、それから自分の体形に合わせ編みなおす。それがｕｎｌｅａｒｎなんだ。

　均一の指令だけで事は済まない。いろんな人や場面や時がある。密接に限らず全てについて、糸をどう編みなおすか。一人一人が、社会が、毎日毎日、問われていく。

新しい宿題

ＬＩＮＥにツイッターにユーチューブ、インスタグラム。こなせない言葉が増えた。テレワークもリモートも。スマホは普及し、カメラ機能も付き、顔や家の情景を写しながらおしゃべりもできる。そんなん当ったり前！と言われそう。医療の場でもスマホカメラが必要なのは知っていた。末期の患者さんが山間部の家で苦しくなった時、スマホで動画を送ってもらうと、状況が判断でき、指示ができる。駆け付ける判断もできる。全国で広がっている。

90歳のがんの末期の女性が入院して2カ月後に、努力様（よう）の呼吸になった。子どもが4人いて2人は地元の鳥取、あとの2人は東京と大阪。コロナ緊急事態宣言の中、2人は帰ってこられない。鳥取の息子と娘は仕事帰りに母の傍らにいた。努力様の呼吸が3日続き、いよいよの時を迎えた。病室に入ろうとするとにぎやかな声が漏れ出る。「呼吸が止まったみたい、見える?」「よく見えますよ、母さんがんばったね」「あっ、先生見えた」と鳥取の2人と県外の2人が実況中継の中にいた。お別れの水、看護師が運んできた。小さな花瓶に野の花が一輪。綿花で口唇を拭いてもらった。「あっ、それがお別れの水か、ぼくの分もしといて」「私のも」「あっ、してくれてるのが見える、小さい花も見える」「おばあちゃん、がんばってー」、孫たちの声もする。初めての光景。一言カメラに向かってしゃべるのがいいか迷った。「星○和○さん、夜の10時15分でした」と、普段の所作で処し一礼した。「よかったです。リモートで4人で母を見送れました」と息子さん。

予期せぬ看取りの形。こんな風に時代も文化も変わっていくのだろう。スマホに向かってどう言うべきか、新しい宿題が臨床に生まれた。

夫婦

「ほんとに、ありがとうございました」とご主人があいさつに見えた。患者さんは60代の女性。重症だった。腹痛があり、モルヒネの持続皮下注射とした。痛みは続き、訪問看護師も医者も毎日通った。6日間の手が抜けない日々だった。「娘と、家で看てやれてよかったです」、目に涙。誰もが初めてなのだ。

92歳の女性。強い黄疸で末期を迎えた。昔は一町歩の田んぼで米を作った。ご主人は町のサラリーマン。女手一つでやり遂げたことが誇りだった。自室の介護用ベッドに認知症のあるご主人がショートステイから帰ってきた。いびきが大きい。女性は耐えた。夫婦なのだ。黄疸は進み呼吸も弱くなった。「おい、息が止まったぞ」と女性の死を息子夫婦に報じたのはそのご主人だった。

酒も飲みたい、タバコも吸いたいという末期の男性が、総合病院から破門をくらった。家は無理!と奥さん。ぼくらの診療所に入院した。1カ月して「後悔したらいけません、家で看たります」。家でなら、と思ったのに男性、酒一滴、タバコ一本、口にしなかった。夜の10時、電話が入った。訪問看護師とおうちへ。「いい寝息してるわと思って、私も寝て。そしたら静かになってアレッと思って見たら、止まってたんです」と奥さん、くやしそう。

これは今日の夕暮れのこと。いろんな治療を受け家に戻った70歳の男性。熱も落ちつき、24時間点滴で何とかやりくり。尿も出るし、血圧もよかった。「大きな息してー」と聴診器を男性の胸に当てるときれいな呼吸音。奥さんが「あっ、私も一緒に間違えて深呼吸してました」。患者さん、笑う。今日が71歳の誕生日。前庭の深紅のバラが暗闇でも鮮やか。

いろんな夫婦があって、社会はそのそれぞれで支えられる。

夏至の日

　6月21日は夏至。昼の時間が一年で一番長い。鳥取市では日の出が4時48分で、日の入りが19時22分。太陽が空にいた時間、14時間34分。「げし」と口にするだけで、なぜか心は落ち着く。静かな覚悟のようなものが生まれる。いろいろあったが今年もここまで来たか。「夏至」と目で見ると、アレ、と思う。梅雨の中休みで里山は緑に包まれ、さわやかな風も吹いている。夏にはまだ至っていない。ちょっと早くはないか。二十四節気のニクいとこは、まだ来ぬ季節を心に届けるところだろうか。今年の夏至の日、太陽はなぜか欠け始めた。部分日食。宇宙が生きてることを小さな欠損は教える。古代人もさまざまな宇宙現象を見続け、それらに晒(さら)されたろう。

　夕方、里山を歩いた。6月なのに生き生きとした新緑が山や谷の斜面を覆っていた。勢いのいいウラジロの群生。5月に鳴いていた山ガエルの声はない。木々の間に「ツピツピ」「ツツピー、ツツピー」とシジュウカラ、ヤマガラの声。夏至のころには手に入れたくなる葉っぱがある。朴(ほお)の木の葉。葉は大きく、手のひら二つくらいになる。その葉の上に竹輪(ちくわ)でもシシャモでも漬物でも並べればどれも絶品に変わる。手の届くところにあった枝も月日が経ち、空高く伸びていっていた。

山の中でポケットの携帯が鳴る。「気胸（肺がパンクのようになる）だったようで処置してもらって楽に。助かりました」。朝、呼吸苦で呼ばれ往診したおうちからだった。重症の慢性呼吸不全の人で、トイレで苦しくなった。救急隊に依頼し、町の総合病院に運んでもらった。よかった。救急隊にも総合病院にも感謝だ。

何とか朴の木の葉2枚を入手し、里山をおりた。夕方7時半を回っても西の空、まだ明るい。

アイシテル

西の空に細い二日月、東の空に木星が戻ってきたころ、背の高いダンディーな70歳の男性が家に帰ってきた。高カロリー輸液、人工肛門に痛み止めの薬数種類を抱えて。部屋は2階。「イエガイイー」。パソコンもTVもある。家庭菜園の小さな畑が見下ろせる。1週後に39度に熱発。元々の慢性腎不全も悪化した。「エライッ」。長い患い、「家でこのまま?」と妻は迷う。病気はいくつもの分岐点の上に差しかかる。右行くか左行くか、上か下か、そのままか。「総合病院に戻りましょう」と説得。決めかねる時、代理者が決めた方がいいこともある。転院、その病院から妻が電話。「血液透析をと言われ、どうしたらいいでしょう」。夕方家を訪ね、玄関先で対策会議。「受けましょう」と代理者。「はい」と妻。

　1カ月後、奇跡の帰還。点滴ラインを変えてもらい、一時的な透析を終え、新たに出現した黄疸には減黄(げんおう)のチューブが留置されていた。傷だらけの兵士のようなのに眼鏡の向こうの顔は笑っていた。「ホットシマス」。脚力はなく、2階は無理で介護ベッドは1階に。頭の先には畑。玉ネギが終わり、夏野菜を妻が作る。「今年は蒟蒻(こんにゃく)の芽の出るのが遅くて。伝授の蒟蒻、この人に食べさせてあげたい」。2週が過ぎ、脱水と黄疸とるいそう（やせること）が進んだ。「コンナハズジャナカッタ」。症状は進み目力は落ちる。「シナセテホシイ」

　このまま家で、痛くないよう、苦しくないように過ごすことになった。訪問看護師は1日に何度も通う。ゼリーも果汁も、水ものどを通らなくなった。亡くなる前日の午後、男性は妻の顔を触りながら言った。「アイシテル」「アリガトウ」。「私も」と妻。

　旅立たれたのは朝の7時20分。

日々、混迷

「かんごふさーん、かんごふさーん」

午後の病棟は、歌舞伎の口上のように寝たきり男性の大声が響く。話、脱線。看護婦が看護師に言い改められて20年近くが経つのだが、口語では改められることなく、病棟に響くのはいつも「かんごふさーん」だ。何故か。看護婦と呼ばれた時代が130年以上続いていて、歴史が違うとも考えられる。もう一つ理由を考えた。kangofusaanとkangoshisaanの違い。gofuは発音がなだらか。goshiは「i」の母音で唇に力が入る。その違いが大きいのではないか。

話戻って、その時看護師は他に用あり動けない。男性の大声は「おくさーん、おくさーん」に変わる。誰も来てはくれない。「おばさーん、おばさーん」に変わる。訪室しかけた若い看護師、二の足を踏む。決意して入室、「どうしました?」。「家に帰りたーい!　家に帰して下さーい!」。

男性の妻はパートの仕事で忙しい。娘さんはコロナ多数発生の関東在住で県外移動自粛中。「かんごふさーん、家に帰りたーい」。叫びが、夕暮れの病棟に響く。

本人、家族、医療者の後悔を少なくすること、それは私たちの形なきスローガン。その人の家は市内を流れる川のそば。診療所から近い。とりあえず3時間滞在のわが家外出挑戦、となった。福祉タクシーが来た。「よいしょっ」と移した。男性の背は高ーく、体は重ーく、玄関の間口は狭ーい。どうなるかと思いきや、手慣れた運転手さん上手にベッド横まで運んでくれた。やれやれ！　無事に懐かしのわが家に帰った。「やっぱり家は一番！」とおっしゃる場面。当ては外れた。「かんごふさーん。わし、帰る！　病院に帰るー！」

臨床は大雑把に言うと、こうした混迷の中で一日一日が過ぎていく。

最後の果物

赤ちゃんはお乳を嚥下する。命の日々が始まる。老いたり、病気が進行したりすると嚥下が難しくなる。命の日々は終息に向かう。「何か食べたいものは？」と家族が耳元で尋ねる。「スイカ」と答える人は多い。「スイカの先ッチョ」。夏場を迎えると水分の多い果実を病人さんは好む。

冷えてるとのどごしもいい。スイカは果物ではない。分類上は、樹木に実らないので野菜。ただ果物のように食べるので果実的野菜と呼ぶらしい。メロンもそう、イチゴもそう。へぇー、イチゴは野菜か、知らなかった。

嚥下が難しくなっても果物なら食べてみるという人は多い。季節によって、年齢によって、病状によって果物の種類は違う。人生の最後に食べたい果物は何だ？　そのベスト3は？　往診や病棟で聞いてみた。

バナナ、という人もあった。昔は高価な果物。今は安価な果物。ただ、嚥下には少し難しさが残る。サクランボは意外に少なかった。若いお洒落な女性向きか。文旦（ぶんたん）は実も匂いも好きという人があった。ザクロはゼロ。ブルーベリーもゼロ。意外と口に出たのは無花果（いちじく）。熟れた白無花果。柿も何人かあった。やわらかい花御所。ほんとは合わせた（渋を抜いた）西条柿がおいしいのに（私見）。ブドウ、と答える人もあった。デラウエア派、巨峰派があった。リンゴはおいしいのに季節がらか、挙がらない。

梨がことのほか挙がらなかった。少し硬いからだろうか。かみ出して果汁を嚥下したら、暑い日にはもってこいなのに。

一番多かったのは何だ。桃、だった。舌ざわりがいい、甘い。似た食感のラ・フランス、マンゴーは縁遠いよう。路地裏夏季限定調査、終焉時の果実のベスト3は結局、1位桃、2位スイカ、

3位メロン。皆さんならどうだろう。

移る季節

とにかく暑いのである。冬は雪もドカッと降るから夏は少しは涼しい地方かと思わぬでもないが、どっこい全国猛暑地のベスト3に入ったりする。立秋を過ぎてからがひどい。残暑とは立秋後の暑さ、数十年前から残暑は猛暑である。秋を蹴っちゃいたい。お盆を過ぎれば暑さはやわらぐかと思いきや、これまた裏切られる。汗、タラタラ。8月23日は処暑。暑さもとどめがさされり、処置されるころ。どっこい、その日から最高気温は36度、37度、38度と上昇し、暑さに溺れそうになる。日本二十四節気緊急委員会（笑）に申し上げたい。「立秋」は「蹴秋（しゅうしゅう）」に、「処暑」は「溺暑（でいしょ）」に変更を。

8月30日の日曜日も暑かった。外に出るとアスファルトの熱気がムアアと漂う。入院予定の近所のKさんがこない。8年間、悪性の病気と闘ってきた。もう歩けない。行って戸を開けるとKさん、玄関で白いバスタオルの上に横になって天井を仰ぎ、もがいている。「タクシーは?」と聞くと「まだ呼んでない」と県外から帰省中の娘さん。2人とも途方に暮れていた。診療所にSOSの電話を掛けた。助手さんが紫色のシートを持って駆け付けた。3人でぼくの往診車に運び込んだ。Kさんもみんなも汗だく。CT画像に進行した肺の病変。病室のベッドに運ばれたKさん、「ほっとしました。腰の痛みも消えました」とやれやれの顔。

夕方、裏山を散歩した。ツクツクボウシの声が裏山を占領していた。ミンミンゼミも王者の風格で数カ所で声を響かせていた。6月30日に初めて聞いたカナカナの哀愁のある声が2カ月の別れを告げるように、弱く響いていた。もうすぐ次の節気。セミたちはその名を信じているだろうか。ぼくは「白露（はくろ）」なんか信じられない。

ほど社会

大切なことは「ほど」である。肩が凝って肩をもんでもらう時、強過ぎると痛いし、弱過ぎると効き目なし。台所の煮物、火が強過ぎると焦げるし、弱過ぎると生煮え。お風呂も熱過ぎると「アッチッチー」、ぬる過ぎると「ヌルー」。大工、左官、陶芸家、かご屋、登山家、料理人、パティシエなどの職人は「ほど」が命。夏の日照りが強ければ水まき、冬の大雪が道を閉ざせば雪かきと庶民も「ほど」の名人だろう。

古代、人々は「ほど」を大切に生きた。近代、科学技術が進むとｏｎとｏｆｆの電子機器の恩恵の波にのまれ、「ほど」から離れた。善と悪、○と×、黒と白などの二分法が社会の隅々まで進入した。正しい主義はどちらか、正義はどちらかと人々は汲々（きゅうきゅう）。正解は白でも黒でもなく、その間の灰色ゾーンにあることが多い。その位置も白寄りか黒寄りか、日によって刻々と変わる。空模様みたい。

大切なことは、事に直面した人たちが心して灰色ゾーンでの答え探しに力を注ぐことだろう。できれば愛情込めて。言うは易（やす）し。国によっては命の危機に襲われる。

病棟には、高齢で心臓のポンプの力が落ちて浮腫が全身に生じる人が多い。胸水がたまって息苦しくなる。慢性心不全。大昔と違ってラシックス（商品名）という名の利尿剤がある。効く。尿が出てむくみは減少し、呼吸困難も落ち着く。ところが、使い続けると脱水症を起こす。薬の量や投与期間に調整が要る。つまり、臨床も「ほど」の連続の場。

冒頭に挙げたものは「力加減」「火加減」「湯加減」と呼ばれてきた。近づく秋の彼岸のおはぎのおいしさは、家それぞれの砂糖の「さじ加減」。均一化社会の冷たさに疲れたら、「ほど社会」のあったか味を味わってみるのはどうだろう。

県境越えて霊柩車(れいきゅうしゃ)

患者さんが亡くなる。看護師がエンゼルケアをする。およそ1時間後に葬儀社の人が迎えに来てくれる。家族の誰かが助手席に乗り、他の家族はその後ろを車で追う。家族ひとりひとりが自分の車だったら、葬儀社の人だけが患者さんと車に乗る。霊柩車が出発。ぼくらは頭を下げ、見送る。これが大まかな死後の流れ。

8月の盆過ぎの夜中、この流れとは違うことが起こった。患者さんは80歳代の女性。総合病院でがんの末期を過ごしていた。新型コロナ禍のさなか、面会は大きく制限。夫氏は情の深い人で、「死の時くらい家族に会わして!」と聞かなかったようだ。こちらに転院された。息子が2人、神戸と大阪。患者さんの家も兵庫県北部。車で鳥取市から約1時間。県外者の面会は今どこでも難しい。厳重に注意してもらって、手洗いとマスクしてもらって、時間を短めにしてもらって、そしたらぼくらの診療所は面会可能、とした。だって、死の時だもの、それくらいしなきゃ、がぼくの気持ち。

死の前には家族と色々打ち合わせをする。「別れの水は?」「着て帰る服は?」「葬儀屋さんは?」。「田舎町には葬儀屋が二つあります。どっちも知り合い、決めときます」と夫氏。彼は高齢となり、運転免許証は返納。昼間の面会は近所のおいが車に乗せてくれるが、夜は困る。

患者さんが息を引き取られたのは夜の10時。看護師からの電話で長男は車で、次男はJRでこちらに向かった。「そうですか! 私、M社の霊柩車で向かいます」と夫氏。それからが長かった。JRの次男が先に着いた。県境を越えてM社の車が着いたのが、0時を回った深夜の1時。迎えに来た霊柩車の助手席から「遅うなりましたー」と生きた人が飛び出てきたの、初めてだった。

農婦の底力

お百姓さんってすごい、と思う。特に婦人たち。野菜をおいしく育てるから、ということもあるが、病気に向かう姿勢が素直ですごい。

近郊の農村の83歳の婦人は、足が不自由で自転車を押して、近くの畑へ行く。畑の隅に小屋がある。鍬（くわ）や鋤（すき）や鎌で畝（うね）を作る。植える作物はタマネギ、ジャガイモ、サトイモにソラマメ、イチゴ。小屋で「診療所の患者さんやあんたやあが食べてくれるのがうれしい」と言う。なぜだかどの野菜も、うまい。その婦人にいつもの高血圧、心不全のほかに病気が見つかった。総合病院で正確な診断と治療を受けてもらった。強い治療も受けた。これ以上の治療には副作用も起こると説明され、ぼくらの診療所に戻ってきた。「頼みますで、もういつどうなっても構わん」と、作業小屋で話すように言う。

食欲は戻ってきた。「おいしいわ、稲刈りが済んだら家に帰る」。その後に点滴が負担になってか心不全、少し悪化。「ええだ、心不全で彼岸にあっちに行きゃあ」と笑う。心不全も落ち着く。

市内から遠く離れた農村の76歳の婦人は、梨を30年以上作った梨農家。二十世紀梨と豊水（ほうすい）。収穫のころは梨小屋に泊まって寝食を忘れての出荷作業。日焼けした笑顔で、「これ食べなんせぇ」と規格外を手渡してくれる。3年前、姑さんを家で看取った。今回は自分が病気になり、総合病院での治療を済ませ、診療所にやってきた。寝たきりで言葉も聞き取りにくい。「次に病気が悪うなっても放っときゃあええけ、と言いました」と息子さん。確認すると日焼け顔でニコッと笑って首をタテに振る。

贔屓（ひいき）かも知れないが、自然の中で生き切ると、人間も死と対話ができるようだ。多くの農婦がそう教える。

優しかった

入院患者さんとの面会は、新型コロナウイルス感染症が広がる現況下では、どこでも依然難しい。

患者さんは89歳のアルツハイマー型認知症の女性。寝たきりだが、大声が出る。長女はオーストラリア在住の大学教員。母の看病をしてあげたいと思うが、出国の許可が下りない。「重病で残りの命が少ない」という証明書をメールで送ってほしい、と電話が入った。すぐに送った。でも許可は簡単には下りない。患者さんの病状は進み、敗血症を生じ、食事量が減り、発語も減った。様子は鳥取に住む次女がリモートで送る。

娘さん、掛け合って掛け合って、1カ月後やっと政府の許可が下りた。成田に着いても2週間はホテルで過ごさねばならない。友人が鳥取から車で迎えに行ってくれ、鳥取の駅前のホテルに入った。ぼくらの診療所は駅の近く。ロミオとジュリエットみたいに夜そっと、縄ばしごで2階の病室に忍び込む手もあっただろうに、自制された。2週間が経った。「お母さん、帰って来たよ！」と細くなった母の手を握った。患者さんの目は開き、笑みが浮かんだ。

面会して3日目に患者さんの誕生日がきた。長男夫婦もそろい、皆が90歳を祝った。そのあと廊下で「日本滞在許可は6カ月です」と長女。ぼくは「だったら、大丈夫」と答えた。「大丈夫って？」、と長女。

1カ月後に他界された。患者さん、気品に満ちた顔に戻った。葬儀屋さんが来る前に長女に聞いてみた。「大学では何を専門に？」「日本の水俣病や福島の原発事故などを教えています」。「日本でのホテル2週間、なぜ順守できた？」「高齢の母や他の人に感染させたらいけないから」。「なぜ母にあんなに一生懸命尽くした？」「母は皆に優しかった。私にもほんとに優しかった」

かすかな光

コロナ禍でいろんな会が開けない。大切な人を亡くした家族の会（ぼくらの診療所だと「小さなずな会」）も開けない、と思っていたら一冊の医学雑誌が届いた。

「妻を亡くしてしばらくすると私はアイデンティティーの危機に陥った。私の存在にモザイクのように入り込んでいた妻の部分が消え、私はふにゃふにゃと萎んだ」（要旨、以後同じ）。著者は「小さなたずな会」の呼びかけ人のO医師だった。会は誰かが誰かにグリーフ（死別の悲しみ）について諭す、という形はとらず、メダカの学校のように皆がボソボソと語って終わる。であっても、15年前に47歳の奥さんを亡くされた経験、その後の読書、思索から発せられるO医師の言葉はいつも参加者の心に深く残った。

死別の悲しみを越えるにはどうすればいいか、についてはこう書いてある。「残念ながらそんな魔法はない。一歩ずつ苦しみを経験し、悲しさを自分で引き受けていく、結局そういうことではないか」

奥さんがぼくらの診療所に入院されたのはたったの数時間。その時のことも書いてある。意識が薄れる中、奥さんは看護師にベッドを壁に近づけてと依頼する。その夜、付き添うO医師の簡易ベッドのスペースを空けるために。「その思い遣りのやりとりが、最も苦しい時期の私の心の拠り所になった」。死別の悲しみのただ中にいる人に、O医師からの伝言をもう一つ。「私は出口のない真っ暗な洞窟をさまよっていました。しかし、歩いているとそのうちに『出口かな』と思えるかすかな光も見えてくるものです。たとえ出口が入り口とかけ離れていても」

残された誰もが長い旅、時には苦難の旅に出る。一瞬死者を忘れ、また忘れることなく抱き続け、歩いていく。

若い警察官

暗い朝の5時、患者さん宅を出て軽自動車に乗る。やっと通れる藪(やぶ)の中の細い一本道を下ると、警察官が3人待っていた。「先生ですね、お聞きしてもいいですか」

その患者さん、病状は進んでいたが総合病院を退院し、家で過ごすことを希望した。郊外にある「ポツンと一軒家」みたいな家。イノシシも熊も出る。奥さんと息子と3人での果樹園。初めての往診日、「やっぱり家はいい、気が休まる」と縁側の外の樹林を見つめてその男性。69歳。奥さんは「世話が難しゅうなったら入院を」とポツンとひと言。

衰弱は急速に進んだ。2週間後の夜中、訪問ナースから電話。「息が苦しく、救急車で診療所に入院したい、と息子さんが」。それしかないと即断し、家へ向かった。途中でまた電話。「救急隊から呼吸が止まった、と連絡です」。救急車は大通りに止まっていた。藪の細道を上り、居間に上がると患者さんの呼吸は止まっていた。訪問ナース到着。救急隊員に礼を言って後を引き継ぐと、「警察に連絡しときました」と救急隊員。「それ取り消して」とぼく。「搬送先に届ける前に死亡の場合、これルールで」と隊員。病死と警察は普通なじまない。「検視は断りましたが、事情聴取までは断われず」と隊員。

藪の細道を下りたところで警察官に話す。「在宅ホスピスの患者さん、病状進行、急変、救急隊の力なしであの家からの移動不可、細道で担架以外無理、救急隊員は最後の息を見た。ここで警察官が入ると、家族の死の受け入れの妨げになることがある」「先生の最後の往診は?」「おとつい。訪問看護師は毎日。昨日は夕方」「外傷なんかは?」「ありません」。若い3人の警察官は暗闇の道端でうなずき、おきまりの質問をした。「すみません、先生の生年月日は?」

サカタの殺し屋

いろいろ理由(わけ)あって診療所にたどり着いた77歳の小柄なハナさん。夜中の独語、大声、頻回のナースコール。看護師が駆け付けると「サカタの殺し屋が胸荒(あら)かして息が苦しい」ととんがった顔で。たばこが好きで、肺気腫で、腫瘍(しゅよう)もある。部屋に殺し屋はいない。人が出入りした気配もない。認知症と診断される前から精神疾患があった。専門病院への通院は拒む。「ありゃ牢屋だ」。

看護師が酸素吸入勧めるも拒否。治療薬の入った点滴をしようとすると「やめて、昔、点滴で死にかけた」。夜も寝られそうでなく、睡眠薬を勧めると「薬、薬、ここは薬漬けか」と怒る。ご飯も拒む。煮魚も肉じゃがもサラダも。娘さんの差し入れた刺し身と巻きずしだけは食べる。夜中、素足で廊下に出て絶叫。「サカタの殺し屋、頭ど突いたー」。部屋に戻すとナースコール。看護師さん、牛ではないが、「もうー」。娘とも口論。娘さんと次の施設を探した。候補がいくつかあった。「腫瘍がある人ダメ」「協調性のない人ダメ」「夜中に騒ぐ人ダメ」「偏食の人ダメ」「薬飲まない人ダメ」と、どこも落選。病状進行し、施設探しは断念した。

「ここの看護婦さん、やさしいでしょ?」と聞いてみた。即座の返事。「先生のゴマスリばっかり。女のゴマスリは男より質(たち)悪い」。「先生、」とハナさん。「自然がええ、薬は嫌い。今まで自然で治った。わし、生きたい、生きたい、生きとりたい」

病状はさらに進行。娘さんがベッドで添い寝した翌朝、他界された。看護師と娘さんとで死に化粧。「迷惑かけました」。穏やかな、きれいな顔になった。「可愛い人だった」「素直な人」と死後、ナースの評価は一変。とんがった顔の下にこんな静かな顔があるんだ、と教えられる。

ふたこころ

9号室、84歳のチカさんがいる。いろんな病気をし、手術も3回。今回は肺への転移。背に中くらいの痛みがある。「今の状態、教えてごされにゃいけん」。息子夫婦は「総合病院で主治医が隠さずに説明したのにすぐ忘れる」と嘆く。「息の音も今日はいい、いい方向です」と本当でないことをぼくは言う。即座に「家に去(い)んでも（帰っても）ええかな?」「1泊なら」「ありがたい。息子に電話してみますけえ」。

2日後、チカさん外泊の予定で昼前に出発した。なのに、夕方には9号室にいた。「あっちこっち片づけたら、ぞが出ました。皆も忙しげで、悪いけ早めに戻りました」。「ぞ」は久しぶりに聞く鳥取方言。疲労のことだが、疲労困憊(こんぱい)、それ以上の響きを持つ。別の日の回診、夕食が残されていて「食欲は?」と聞いてみた。「青魚が苦手、ごっつぉーなら食べる」。「ごっつぉーって?」「すき焼きに散らしずし」。後日、すき焼きの日があったのに残ってた。「入れ歯が落ちて、拾おうとして滑って、けつ打って箸も飛んで、ようにがめましたで」。「がめる」を久しぶりに聞いた。関東などでは盗む、ちょろまかすの意味。鳥取近辺では身も心もずっしりと疲れるの意味。「がめる」はここ最近、労働者や皆の肩にずっしりのしかかる。「ぞ」も「がめる」も濁音が効く。

別の日、「家に帰りたいし、迷惑掛けるなら帰りとうないし、ふたこころです」とチカさん。二心は元来、君主に従う心と裏切る心の二つとか源氏物語だと2人の女性を愛する心を言うらしい。臨床は「告知か未告知か」「抗がん剤療法か対症療法か」「最後の時の鎮静を始めるか待つか」「在宅か入院か」等々、新時代の二心に揺れる場。

9号室は時々語学教室に変貌する。

漁師気質

「左足が痛い！　点滴が始まると痛くなる！」。79歳の完治さんは怒っている。病気が進行して食欲が全くなく、右足のつけ根から点滴用のカテーテルが入っている。「点滴はやめてごせー！」。看護師は困る。ひょっとしてカテーテルの先端が左足の方へ回って刺激してるか、とレントゲンを撮ってみた。カテーテルは肝臓の近くの静脈のいいところに納まっていた。

「先生、完治の娘です。父が酒飲みたいって。内緒で持って来いって。いけませんよね」と階段で。「いいですよ、晩酌なら」とぼく。翌日の夕方の担当の看護師が、半分困ったような、半分うれしそうな顔で報告する。「完治さん、真っ赤な顔して、ごっつおになったって笑っておられます」

11月の秋晴れの日の午後、完治さんの昔のことを聞いた。完治さん、鳥取市内の海の町の生まれ、漁師だった。11月から3月までは底引き船に乗って沖合に出る。親ガニや松葉ガニ（鳥取ではズワイガニのメスを親ガニ、オスを松葉ガニという）、カレイをとる。「昔はよおけおった。今の倍も3倍も」と笑う。大きな網で魚の群れを囲む「まき網」もした。アゴ（飛び魚）やイワシも豊漁だった。「行商のおばさんもようけおった。にぎやかでよかったなあ」「海はええな、凪（なぎ）はきれいだぞ」。「時化（しけ）は大変でしょ？」と聞いた。「漁師だ、そんなこと言っちゃあおれん」と顔が引き締まった。「家族を食わせにゃいけん」と言って顔が崩れかかった。「わし、海しか知らん」

病室の窓際の取り付け台の上の瓶（びん）を指して、「これいいですか」と聞いてみた。「いやあおいしい。痛みが消えるし、食べられる」とニッカと笑う。瓶はサントリーの「角」。薬より効くようだ。毎日少しずつ減る。病室を出ると後ろで「ありがとうー」と元気な一声。

大人の喃語（なんご）

家での療養を希望するがんの女性があって、お宅へおじゃました。「咳が少し出るくらいです」とその患者さん。ご主人との2人暮らし。ご主人の方は脳出血の後遺症の片麻痺（へんまひ）があって不自由。言語の障害もある。まず女性を診察。肺への多数の転移はあるが、呼吸音はきれい。帰り際にご主人に声を掛けてみた。「調子はいかがですか?」。すると「ちょんちょん」と返ってきた。笑っておられる。「食欲はありますか?」と続けた。すると「ちょんちょん」でまた笑い。「夜は眠れますか?」「ちょんちょん」と笑顔。なんでも「ちょんちょん」。女性も笑っている。「また来ます」と言うとご主人、笑って手を振る。普通の言葉は口から出ない。「うまうま」と赤ん坊が口にする喃語に似ている。「ちょんちょん」は大人の喃語か。

1週間後、往診した。女性の咳は続いていたが、「大したことありません」とおっしゃる。病名も病状もありのままに伝えてある。「痛みは?」と尋ねる。「どっこも痛（いと）うないんです。助かります」。女性は週に2回、タクシーで近くのスーパーに一人で買い物に行く。近所に鳥取大学があり、学生たちもやってくる。「息切れしませんか？」と聞くと、「ちょんちょん」とご主人。「おすしに総菜に卵に牛乳に、それにアレを買わんといけんので」と女性は指さす。その先に缶ビール500ミリリットルの24本入りの箱。「あれでもっとります」と笑う。「一緒に飲まれる？」と、ご主人に聞くと返事がない。「主人は日本酒」と女性。おちょこをくいっと引っ掛ける振りをすると「ちょんちょん」が出た。ビールをコップに半分、2人で乾杯、で始めるそうだ。

「主人と一緒に家にいたいです。施設には入れたくなくて」と女性。「できるなら私が家で主人を看取(みと)って、私は診療所で看取ってもらうのが理想」と女性は笑う。

二人の弟

11月中旬の夜中の3時、電話が入った。在宅独居の82歳の女性の呼吸が変と付添婦さんから。訪問看護師と家へ急いだ。努力呼吸。肺には両側とも無数の転移。ご主人は10カ月前、その家で他界された。女性が看取った。子どもさんはおられない。弟が2人、ひとりは横浜、ひとりは大阪。付添婦さんに「2人に危篤と伝えて」と依頼する。看護師に残ってもらい、いったん家を辞す。午前の外来終えて再びお宅へ。２人の弟がベッドの横に立っていた。早い。

上の弟、「朝いちの新幹線で姫路、そこから智頭急行で」。この時節のこと、「ガラ空き?」と聞いてみた。「それが両方とも満席状態。みなさん、危篤とは思えませんが」と笑う。「ぼくは高速で中国縦貫を飛ばしました。夜明けでガラガラで2時間で」と下の弟。呼吸は下の顎が動く下顎呼吸に変わっていた。息あるうちに戻ってくれたことへの感謝を２人に伝えた。「いえいえ、ぼくらリタイア組で。時間はあるんで」と下の弟が笑う。話している間にも舌が大きく動き、呼吸の数も減っていく。担当のヘルパーがやってきた。ご主人の水彩画をプリントした枕カバーの枕に差し替え、庭の侘び助一輪を小さな花瓶にさし、枕元に置いた。

「診療所から家に連れて帰った時、中庭の侘び助見て、懐かしーって言ってました」と弟たち。そうそう女性は３カ月間診療所に入院し、熱望して家に帰られた。入院中、「意外と私って粘りますねー」と真顔で言い、うちの診療所の看護師たち、返事に窮した。

呼吸は何回か止まり始めた。２人の弟は初めての下顎呼吸の過程に見入る。止まった。弟たち、一礼。お別れは女性の大好きなビールで。目の前の厳粛な死をなぜだか５人、静かに受け止めていった。「ご苦労さま」「ほんと、ご苦労さまー」

こんな夜に数の子かよー

「農婦の底力」の冒頭で書いた女性、ミエ子さん、畑は高い所を走る鳥取道の下にある。畑の一角に作業小屋がポツン。窓はない。農具や収穫物の収納棚がある。ミエ子さん、ひざが悪く、自転車につかまってやっとこさで小屋へ通った。昼はそこでおにぎりと漬物とお茶。農作物はソラマメ、タマネギ、ジャガイモ、サトイモ、イチゴ。収穫の季節になると、ぼくらはミエ子さんからの電話を待つ。「できたでー」。それ急げー。袋いっぱいいろいろもらう。太陽で熱くなったイチゴも頬張る。「あまー」。まるで「野の花〈診療所〉農園」とぼく。「そうだでー」とミエ子さん。

ミエ子さんが倒れた。総合病院へ紹介した。心筋梗塞（しんきんこうそく）だった。回復。また倒れた。心不全だった。その時に血液系の腫瘍が見つかり、別の専門病院へ紹介。抗がん剤療法を受けた。回復。「元の診療所に帰りたい」と我儘（わがまま）を言い、専門医の先生からのていねいな紹介状を持ってミエ子さん、戻ってきた。食欲も戻ってきて1カ月後、我が家に帰った。

家に往診すると「覚悟はしとります。でもせめて正月は見たいな。せめて桜も見たいな」って。

2カ月半経って発熱、入院となった。肺炎併発、腫瘍も増大。肺炎はみるみる進行。意識は遠のき、呼吸も努力様で危篤に。2人の娘さんに泊まってもらった。その夜7時、「先生！」と廊下で娘さんの声。「母が急に数の子食べたいって」「こんな夜に、あの呼吸で数の子かよー」だった。厨房（ちゅうぼう）さんが夜のスーパーに走った。ミエ子さん、食べられず、娘さんが代打で食べた。病状みるみる進み、翌日の日曜の朝6時、亡くなった。エンゼルケアが済むと、枕元にナースが作った、ミエ子さんの大好きな正月ぜんざい。午前の10時、皆で見送った。

その日の午後、家で横になるミエ子さんに線香をあげた。その帰り、車を走らせると畑の角にいつもの小屋がポツンと寂しそうに建っていた。

15年が経って

今日はクリスマス。サンタクロースもマスクしてどこへ行こうか、いや自粛すべきかと迷っている。良い話は年々減り、今年は激減。でもひとつ、きらっと光ることがあった。

随分と前のこと。サッカーが好きな小学5年の少女がいた。遠征試合にも出かけ、お母さんも応援に行った。そのお母さん、34歳で重い病気にかかり、診療所に入院した。背の痛み、息苦しさがあった。時間の都合をつけて、少女はお父さんと病室を訪ね、泊まっていった。仲良し家族。誕生日が来てお母さんは35歳に。お父さんはピアスを、少女は手作りの小物入れをプレゼント。お母さん、うれしそうだった。別の日、「死って何だろう、分からんなあ、怖いなあ」と、ボソッとこぼした。

症状は進み、呼吸も苦しくなった。少女は背をさすり、手を握る。痛み止めのモルヒネの皮下注射やウトウトする鎮静剤（ちんせいざい）の投与が始まった。入院して2カ月経った秋の日のお昼に、亡くなった。看護師さんと一緒に少女は、お母さんの体を拭いた。お別れの会は屋上にベッドを上げて。「家族のように接していただき、感謝してます」と、お父さん泣きながらあいさつ。少女も泣いた。澄んだ青空が広がっていた。

先日、その少女が結婚したと聞いた。一瞬時が止まった。「あれは何年前？」。調べてみると、15年前だった。もうそんなに。連絡をとってみた。スマホの向こうで「横浜で事務の仕事してます。サッカーの縁でお父さんみたいないい人に出会って」。よかった。15年間、少女は寂しく空を見上げ、お母さんも寂しく地上を見下ろしたろう。その2人の視線が祝意で包まれた。

自粛の街のどこかで「聖夜」が流れる。「きよしこのよる　星はひかり」。多神教徒で無神教徒のぼくも、その一節を口ずさむ。

#2　野の花ボランティアさん

寝たきりの入院患者さんの入浴の時、ボランティアさんの力は大切だった。ほんとは患者さんに毎日入浴してもらいたい。お風呂はしばしば薬よりよく効く。表情が変わる。ボランティアさんの当番表もあって、看護師や助手さんも加わって、入浴回数を増やした。

診療所のことがメディアで紹介されると、ボランティア希望者が増えた。「ボランティア」という言葉の流行期でもあった。窓拭きボランティア、ピアノ演奏ボランティア、クッキーボランティア、チャー（インド・ネパールのミルクティー）ボランティア、花ボランティア、散歩手伝いボランティア等々。ボランティア会も作られ自主運営された。そのころボランティア疲れをしていたぼくは、ボランティア会で話をするように言われ、「社会の風が届く、これがボランティアさんの活動で有り難いこと。でも、患者さんにとって押し付けになっていないか、考えて欲しい。皆さんのボランタリティーに診療所は支えられる」。今思うとせっかく来て下さってる人によくもそんなことを言える、と思わないでもないが、内心そう思ってたので仕方ない。

桜の花見、ホタル狩り、花火大会の日の夏祭り、もちつき、どれもボランティアさんのおかげで盛り上がった。時が経ち、ボランティアさんは次第に減った。野の花を病室や廊下、ニッチやトイレに飾る野の花ボランティアさんは残った。初代の野の花ボランティアさんはR子さん、元特別支援学校の美術の先生。ご自身もつらい幼少期を経験されていた。根っから明るい小柄な女性。山や野原や河川敷、野道や道端から目に留まった花を失敬し、小さなバケツに山ほど入れて仕事に取りかかる。「この部屋にはこの花が似合うね、可愛いねこの花」と野の花と話しながら、笑いながら、楽しげに廊下や病室を回る。人のために、を超えて自分が楽しんでいる。ボランティアの真髄だろう。一度R子さんの家におじゃましたことがある。庭にいろんな花や木があったが、大山蓮華（おおやまれんげ）の大木に甘い香りの白い花が咲き誇っていたのは見事だった。

R子さんはがんになる。総合病院で診断を受け治療を受け、退院してきた。退院後も花のボランティアを続けた。「この患者さんにはこの野の花が似合うかな」と普段通り。「私、最後は野の花診療所がいい」と17号室に入院された。「そりゃあね、生きていたいけど、私、いい人生だったと思う。そんなに怖くないよ、死ぬって」。ご主人と娘さんの涙の中で旅立たれた。66歳。「人も野の花」、という詩の一節が浮かんできた。

その後、野の花ボランティアは若いS子さんに引き継がれた。歴代のボランティアさんのスピリッツを引き継ぐ人で、この14年、彼女は診療所のあちこちに、野の花を活け続ける。「1年間に何種類の野の花を活けますか?」と聞いたことがある。「そんなん、分からないです」と答え、次に会った時「調べたら、350種類くらいでした」と笑った。すっごい数、びっくりした。野の花診療所は野の花のいのちを支えに22年間生き延びてきた。

3　2021年　ふきのとう

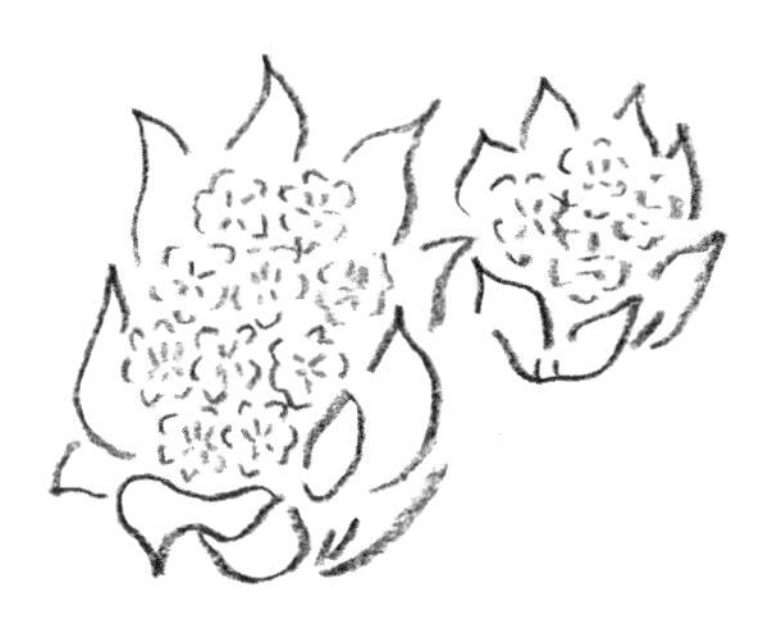

イタズラ

腹を抱えて笑う、ということが少なくなった。年のせいか、時代のせいか。

子どもの頃、雪が降ると雪で作った滑り台のてっぺんに落とし穴を作った。誰かが落ちると皆で腹を抱えて笑った。中学時代、通学路で背広姿で自転車をこぐ見知らぬ人とすれ違った。友人に目配せし、「先生、失礼しまっす!」と大声掛けた。先方、はて誰?とあわてた顔で「やっ、どうも、さよなら」と手を上げた。近くの家の前庭に駆け込み、2人でクックックッ、腹を抱えて笑った。笑いとイタズラはどっか通じる。

外来の60歳の女性。独居で寂しがり屋さん。最近の出来事を語る。「先週の夜、腰が痛んで救急車呼びました。病院で湿布だけ出され、帰ってみたら、アパートの鍵、救急車に忘れて。慌てて119にかけたら、持ってきてくれた」。イタズラ超えてる、救急隊に頭が下がる。

病棟で腹痛を訴える80代のがん進行期の男性。元教師。ナースコールが頻回。「はいはい」とナース。先生は生徒に戻る。夕方、娘さん、スーパーで求めた中トロと純米酒を差し入れ。先生、ガバッとベッドに座って「これはうまい、これも」と赤ら顔、イタズラっ子の顔。ナースコール、別の部屋からもしきりに鳴る。70歳の女性。茶わんに錠剤2粒入れ、ナースコールの器具を乳棒にして、粉末にしようと苦戦。酸素吸入の鼻カニューレをハサミで切断し、冷蔵庫の冷凍室に安置。脳転移の影響か。姉御肌の苦労人で、坊主頭に粘着テープを縦横無尽に貼りつけ、「頭痛に効くんや」とイタズラっぽくニヤリ。スタッフ、あっけに取られて、「可愛い」と笑ってしまう。

イタズラって、時にコミュニケーションを深めるための技、なのにそれがだんだん減っていく。

コロナと面会

新型コロナウイルスの感染が衰えない。世界では1億人が感染。世界の人口は約78億人。78人に1人の割合でこの感染症は広がっていく。米国では13人に1人が感染、日本では今のところ、約340人に1人。

感染下で、介護施設も病院もクラスター（感染者集団）を食い止めるため、どっこの施設も入居者や入院患者さんとの面会を制限している。ほんとは、死が近づいてる人に誰もが会いたい。家族なら余計に会いたい。ぼくらの診療所へ転院されることがある。いくつかのことを守ってもらって、家族に会ってもらう。だって大切な死の時だから。

「会えるんですね、会ってもいいんですね」。88歳の女性が黄疸(おうだん)が進んだ90歳の男性といっしょにやってこられた。血圧は100を切っていたが、男性の表情はおだやか。「がんばりましょうね」と受け持ち看護師。「お茶、飲まれますか?」と女性は吸いのみを男性の口元に。息子が紙袋抱えて病室に入ってきて「お父さん、このパジャマに着替えられますか」。2人とも敬語だった。「お仕事は?」と聞いてみた。女性が答える。「スルメイカの漁師です。昔はようけ捕れて。何人も人を雇った。それで子どもを育てました。怒ることなく誰にでもやさしかった。村の人からも好かれたです。それでみんなも会いたかったです」

4日後の雪の降る夜、他界された。「お父さーん」と息子は手を取る。「あーあ」と女性は男性に頭をくっつけた。「会わせてもらって、ほんとに、ほんとに感謝です」。霊柩車(れいきゅうしゃ)は漁村の家へと男性を運んだ。

鳥取県のコロナ感染者は約200人。県民約2700人に1人。日に日に、面会も難しい状況になっていく。

死を前に、大切な人が大切な人に会えることがかなうよう、工夫したい。

ポトン、ポットン

点滴のポトン、ポットンと落ちている光景って好きだ。点滴に何かを託しているようなのがいい。流れる静かな時間もいい。神社やお寺で頭を下げ、祈っているのにも似ている。

「点滴はしません！」と言う95歳の女性がいる。医療現場で点滴はいろんな目で見られる。女性はがんの末期で、自宅で寝たきり。「輸血はしません」「入院はしません」「ベッドは要りません」と自分の意思をはっきりおっしゃる。はっきり言う人って好き。同居の娘さん、不安そう。女性、次第に食べられなくなり、お茶も飲めなくなった。「点滴1本してもらおうよ」と娘さん。本人も「どうしよう」と揺れる。誰だって揺れる。誰もが迷い、揺れる。揺れるって、好き。

「でもわたしゃ、頑張って生きる」とその女性。えっ、と驚く。95歳、もう十分生きられました、と思う。理由はあった。「同じ村に97歳の知人が元気で生きている。その人には負けたくない」のだそうだ。時代は変わってきている。

別に「点滴は絶対しません」という終末期の男性がいる。一切の延命治療はせず安楽死を、というリビングウィル（生前意思）を手帳に書いている。「点滴は天敵だ」とちょっと笑う。意表をつく言葉、どれもいい。その人らしい、と思う。男性、奥さんと2人、二人三脚で奮闘中。

あの95歳の女性、点滴が入る血管がなくなり、首のやや太い血管に細いカテーテルを入れることに。「え、そんなとこから」と娘さん。母の顔を横に向ける。入った。「あるんですね、そんなとこに」。糸で縫って固定。居間で点滴がポトン、ポットンと落ち始める。がんばりました顔、の女性。玄関先で「助かりました」と安堵（あんど）の顔の娘さん。至難のことだけど安堵の顔って、やっぱり好き。

小1のこころ

「あのー、すみません」。詰め所のカウンターの下で声がする。男の子だ。「おじいちゃん、起こしてもらえませんか」。「君は？」「えっとー、9号室のカワグチ」。「何歳？」「7歳」。「小学1年？」「うん」

川口さんは70歳、がんの末期。熱も出て転々とされ、薬で深い眠りにつくことを、家族が迷いながら決めて1日が経った人である。小1はそこの事情は知らない。大人の決断とは正反対の言葉が新鮮だった。小1は言う。「家に帰りたいって言ってたのに、寝てばっかりなんだ」。そう言うと9号室へ一直線に廊下を走った。

訪室するとベッドの横の椅子に小1はいた。イチゴ大福が一つ、川口さんの枕元にあった。「大好きなのに食べない」。詰め所に戻ると小1が追いかけてきて、「みんなでこれ」とイチゴ大福を1個くれた。これ6等分?と思ったが、「すまぬ、この恩はいつかきっと返すー」と見えを切ると、「さあ、返せたらいいけどね」と小1、冷めてる。「おじいちゃん好き?」と聞いてみた。「おじいちゃんがぼくをね」とやっぱり冷めてる。

川口さんの血圧は下がり始め、呼吸も緩徐（かんじょ）になった。訪室すると、最後の呼吸。小1はお母さんに肩を抱かれ、泣きじゃくっていた。泣き声は止まらない。家族の気持ちが小1の泣き声に乗っているようだった。

霊柩車が迎えに来た。職員皆で見送った。小1も見送ったが、「生き物って、みんな死ぬんだよ」と、泣きやんで、お母さんに言っていた。お父さんの車に乗って診療所を出ていく時は、バイバイと手を振った。

小1の心と言葉としぐさは、大人のとは違う。よどまず、鮮やか。でも、と自分の中をのぞき込むと、小1と同じものが隅（すみ）の方に残っているのに気付く。

空の散歩

この冬、雪がよく降る。去年の12月中ごろから10日おきに雪が降る。毎度の雪かきで大変。「よう降りますねー」と言うと14号室の茂じいさん、「昔はこんなもんじゃなかった、1メートルは降った」と笑う。確かに降って積もっても、晴れて気温が上がって早めに解けた。

2月の日曜日、玄関にニホンズイセンの香りが漂う。診療所が空き地だったころから所々に群生し、花を咲かせていた。そろそろ終わりのようだ。冬の残り香。病棟に顔を出すと、「先生、近藤さんの部屋からメジロ、2羽見えます」と看護師。訪室すると窓の外にまず青空、その手前に白梅がほぼ満開。梅の花の蜜を吸う2羽のメジロ。窓を開けると淡い甘い香りを乗せて暖かい風が吹き込んだ。「いい匂い」と和菓子職人だった近藤さん。昔は白あん入りの白梅という求肥(ぎゅうひ)を作っていた。

茂さんも近藤さんも好々爺(こうこうや)のようだが、夜中は別人になる。トイレへ行く、腹が減った、通帳がない、人が立っとるなどでナースコールが頻回。茂じいさんはナースコールをカラオケのマイクのように握りしめ、「23番、23番、お願いします」と廊下に響く大声。昔は飲み屋街が好きだった。ホステスさんの番号かも知れんと思ったら違った。自室の番号を叫んでいたんだと。茂さんの部屋14号室。

昼間に体動かして疲れなきゃ、と看護師は車椅子に茂さん乗せ、屋上へ。里山が見える、駅やホテルが見える、いつものスーパーも見える。見上げると綿雲少しと、きれいな青空。屋上のあっちとこっちでミニ体操と深呼吸。病室に戻って茂さん、「ええ空の散歩させてもらったー」。

家に帰ると玄関先の沈丁花(じんちょうげ)が開花していた。鼻を近づけるとかすかに甘い香り。

だははは

「痛みありますか?」と聞くと「ここがちょっと、はははっ」と答える。「眠れましたか?」と聞くと「あははは、寝た寝た」。会話に必ず笑いが入る60歳の入院患者さん。

廊下を歩いていたので後ろから肩をポンとたたくと「はははっ、リハビリ、リハビリ。歩かんとなあ、あははは」。車椅子に乗って自走してることもある。急に直角に曲がる技もある。「うまい！」と声掛けると「昔、車椅子バスケやってた、わははは っ」。洗面器を持って歩いていた。「どこに？」「風呂、風呂、あははは っ」。上がってきた時、「どうでした？」「いい湯〜だね、だははは っ」。

病室に金魚を飼っている。小さな水槽に大きな金魚が10匹、密集。赤に白に橙に赤白のブチ、白黒のブチに黒に。黒のひれは鳥のように大きい。「誰が買った？」「わし、ふははは っ」。「エサやりは？」「わし」。水槽が透き通った日、「誰、掃除したのは？」「わし、ほかに誰がする？ だははは っ」。

ある日、「退院する。母親がボケた」と。診療所に来た85歳の母は「ボケとりません。ワシもトシ、病気のアレの世話はムリ」と。彼は寂しい。ベッドを談話室に移し、病室にお母さん用のと布団2枚並べて敷いた。「ははは っ、久しぶりだ、ダブルで寝たの」。お母さんが帰った翌日、水槽から黒の金魚がいなくなった。「どこへ行ったんだ？ 窓から飛んで行ったか、ははは っ」と元気なし。先日は詰め所の前で「ゆ」と。「お風呂？」「違う、ゆ。看護婦さんが沸かしとる」「お湯？」「そう、コーヒー、ブラック、一日5杯、がははは っ」

毎朝の職員の「おはよう」には「ははは っ、おはよう」。「おはよう」だけで笑える。どこから湧くのだろう、あの笑う力。

フキノトウ

顔をくっつけて嗅いだ沈丁花の匂いが1週間経つと、玄関一面に甘い香りを漂わせていた。それから1週間経つと、香りは薄らぎ、遠のいた。また1週間経つと、残り香を嗅ぐように顔をくっつけた。1週間ごとに小さな自然もゆっくり変わっていく。

病棟を回る。痛みがやわらぎ、昼間もうとうとする男性がいる。「下腹が痛い、起こせ」と大変だった日々がうそのよう。軽い安定剤が点滴に入っている。「この方が楽そうでありがたいです」と娘さんと奥さん。毎日夕方、お遍路さんのようにして面会に見える。

3月の上旬、手に黄緑の小玉を入れたポリ袋を持っていた。男性は目を閉じている。「寝とるようです。置いときます」と奥さん。「ちょっと待って下さいよ」と看護師。黄緑の小玉を鼻先に近づけ、「この匂い分かりますかあ?」と耳元で大声で。患者さん、まぶたの下で眼球を動かした。くんくんと嗅いだ。「フキノトウ」「あんたー、分かるだかー、うちの畑のだでー」「スキナニオイダ」「だろぅおー」。お遍路さんの2人、うれしそう。

あの苦みを含んだ黄緑の匂い、日本人の嗅覚(きゅうかく)装置の奥に記憶されているんだ。身体が弱体化しても、男性の嗅覚は生き生きと残る。フキノトウは日本原産の山菜。

あくる日の夕方、厨房(ちゅうぼう)さんがフキノトウ味噌(みそ)を作った。患者さんはすまし汁かお茶の一口が精いっぱい。娘さん、箸の先にほんの少しフキノトウ味噌をつけ、舌の先に乗せた。男性は2、3回舌なめずりする。「分かるかあ、フキノトウの味?」と奥さん。ウンウンと男性は弱くうなずく。

新型コロナウイルスで奪われることもある嗅覚に味覚。診療所の一角で、微力ながらフキノトウが嗅覚と味覚を奪還す。

主役の竹輪(ちくわ)

竹輪は日本人には人気の食べ物。山陰にもおいしい竹輪がいろいろある。鳥取の人も大好き。料理の主役、というより脇役という存在だろうか。竹輪はそんなことに頓着なく、今はスーパーにきれいに陳列されている。お値段もお手頃。

そう言えば竹輪が主役になったこともあった、と思い出した。かなり昔のこと、市内の久松山（きゅうしょうざん）に友人と3人で登ったことがあった。春の夕暮れ、汗かいて頂上に着いて、ナップサックから取り出したのは各自1本ずつのビールと竹輪。山頂の桜、市内の街並み、遠くの山々、日本海を眺めながらゴクゴクッと飲むビールのおいしさ、ちぎって頬ばる竹輪の旨（うま）さ。レストランや料理屋さんに負けない味。自然の中でビールも竹輪も別物に変わってメインディッシュ（ほかには何もなかった）。

どこの竹輪もおいしいが、山陰の濃厚な味のイワシ竹輪もいい。飛び魚（アゴとも言う）が上がってくるころの、まぜものなしの新物のアゴ竹輪も絶品。これは主役になる。

「（鳥取名産の）豆腐竹輪が好きです。食べてはいけませんか」と言った80歳の女性の患者さんがいたことも思い出した。病気を抱えておられたが、家がいい、と退院され、古い家で在宅療養されていた。息子さんが看病。食べ物はスーパーの味の濃い総菜と豆腐竹輪。家だと食欲も出て気楽で元気も戻ったのだが、1カ月後、手と足と顔がむくんだ。豆腐竹輪の量を聞くと「1日1本。アレが主食です。アレなら食べられる。おいしい。いけませんか？」。むくみは塩分過多と考え、「豆腐竹輪はふた切れまでに」と言ってしまった。その後入院され、むくみの原因は元の病気の進行のためと判明したのだが、お亡くなりになった。あの時、豆腐竹輪、制限しなければよかったなあ、と後悔した。

うすピンクの花

鳥取赤十字病院の勤務医だったころ。新館の8階の詰め所にいると旧館の5階からエレベーターでやってきた入院患者のじいさんが「空の桜、咲きましたか?」と真顔で言った。きょとんとしてると「あっ、咲きましたなー」と窓から身を乗り出し、県庁の向こうの久松山の頂上をうれしそうに指さした。言われてみると頂上がうすピンクに。あれって桜かあ。「空の桜」、なるほどと感心した。以来、桜の季節には「空の桜」参りをする。先週の土曜日も参った。頂上は風が強く、枝はムチのようにしなり、花は方々に散っていた。

20年、30年前は、空の桜は里の桜より3日ぐらい遅れて咲いていた。高度差があり、温度差があり、桜前線の乖離(かいり)があると思われた。近年、その差がないようなのだ。逆に風が強い日が続くと、風力差ゆえ空の桜が先に終わるように思われる。

山を下りて、自転車で町を走っていると、訪問看護と往診で通っていた一人暮らしのじいさんの家の前に出た。「家がいいですな、気楽で」。その人は吸入器で酸素を吸い、点滴を受けていた。

地学の元高校教師。好きな吟醸酒をよく飲み、「茶漬けの友」何種かでご飯を口にかき込んだ。去年の夏、「あの木、要りませんか。きれいな花咲きますよ。わしは他界します。診療所にどうぞ」。直径1メートルの黒のビニールの鉢に夏枯れのような木があった。深山に自生する樹木。里の土にはなかなか根付かない。枯らす可能性もある、と遠慮した。患者さん、最後は診療所に入院し、息子さんが看取(みと)った。

その家は今は空き家のようだった。自転車を止め、垣根越しに眺めてみた。あの夏枯れの木に、うすピンクの花がラッパ状に咲きほこっていた。石楠花(しゃくなげ)の花。急にその人の、うれしそうな顔が蘇(よみがえ)った。

握手のやりとり

朝、病室に入る。「眠れましたか?」と尋ねる。76歳の男性は目を閉じたままうなずく。「痛みは?」と尋ねる。首は横に。病気は口腔(こうくう)の奥の腫瘍(しゅよう)で周辺に浸潤(しんじゅん)している。食べ物はのどを越さず、誤嚥(ごえん)して窒息することも考えられ、気管切開がしてある。声は出ない。「腰が痛い」「体がかゆい」「トイレに降りたい」と入院当初から文字板に書いていた。1カ月が経ったころ、「目が痛い」「目が見えない」と書いた。眼球は赤く突出し、顔はゆがむ。白内障の手術を1年前に受けたかかりつけの眼科医に連絡を取った。駆けつけてくれた。「痛み止めの目薬、出しておきますね」とやさしく言ってくれた。病室を出ると「腫瘍の眼窩（がんか）底への浸潤も疑われますね、打つ手が……」と首をひねった。

両目の視力はなくなった。ナースコールは頻繁に鳴るようになる。あれ取れ、これ取れ、こうしろ、ああしろ。イライラが高じた。一方、たんの吸引は拒否、体位変換も拒否、入浴拒否、髭（ひげ）剃（そ）り拒否。

当直の看護師が申し送る。「処置を済まして部屋を出ようとすると手を差し出され、握手しました。もう一つの手でくるむようにされ、30分間そうしていると眠られました」

声と光をなくして、男性は手や手のひら、握手の力で安心を覚えた。ぼくは握手を五つに分類した。そっと触れる、そっと握る、普通に握る、強く握る、うんと強く握る。「痛みます?」「眠る注射要ります?」「家に帰りたい?」などと聞きながら、力を加減しながら握手する。それに応じて力の差のある握手が返ってきた。握手での会話だ。病室を出る前、「がんばりましょう」とうんと強く握ると、男性、握力検査みたいな強い力で返してきた。よしっ、これなら、とうれしくなった。

おとといとあさって

髭がのびてきた94歳の一人者の患者さんがいる。慢性肺気腫、酸素が手放せない。入院した当初は自分で電気かみそりが使えた。それから手や足の力が少しずつ弱った。電気かみそりが重い。看護師が「お髭、剃りましょうか」と声を掛けると、「いい、あすにする」。明日になって「じゃあ髭、剃りましょうか」と看護師が言うと、「いい、あすにする」。髭は日に日にのびる。その次の日も次の日も「いい」は続き、「あす」は続く。

ご飯は座位で一人で食べられる。夕方、回診すると「おいしかったです」と好々爺の顔。「今日は調子いいです。おとといはえらかったー」と笑顔。昔はヘビースモーカー。息切れやぜんそく発作が何度もあった。最近の吸入薬や心不全治療薬でありがたいことに強い発作はない。次の日の夕方の回診でも「今日はいいです。おとといはえらかったー」とご老人。次の日も「おとといはえらかったー」だった。いつも「今日」はよく、えらいのは「おととい」。「今日はいい」に安心するのだが、調子のよかったその今日も、2日経つと「えらかったー」に変わる。毎日えらいのか、毎日調子よいのか、どう判断すべきか。呼吸音や血液検査では捉えられない老人の身体と心模様の微妙さがあるのだ、と知るべきか。

入院も5カ月を越え、退院をしなければならなくなった。年金生活、借家の家賃も入院費も払うので、やりくりが大変。「支払い、分割に願えませんか?」。退院の日程を相談した。「考えとります。今日は無理で、あさってに」。その2日後も「あさってに退院を」と続く。あさっては続き、あさってはこない。

あす、おととい、あさってなんぞの時間軸には縛られない、老人の見事さに、脱帽する。

女将のやり方

金曜日の午前、容体の悪い女性が処置室に運ばれた。診察室に入ってきたのはその患者さんの妹。「総合病院とゴチャゴチャして。ネットで調べた抗がん剤、打てないって。だったら家で過ごそうって決めて、ここに来たの」。処置室で診察する。黄疸がある。おなかは大きい。足には浮腫。目はくりっとして表情は明るい。血中酸素濃度は低く、酸素吸入が要る。息が大きい。経過は早い、と判断した。「何にでも挑戦します。治りたいです」と患者さん。その日の午後、家へ往診した。

家は郊外の温泉街の旅館。彼女は女将。玄関入って右のドアを開けると厨房、その隣の4畳半のベッドに寝ていた。「厨房の懐かしい音や匂いがして、家はいい」

娘2人は教師、ガタイのいい息子が跡を継いでいた。旦那さんとはわけあり。帰り際に「母は2年間がんばった。後悔はない。でも、その時そばにいられなかったら僕、後悔する」。7日目から病状は変化した。

11日目の夜、トイレで冷や汗が出て、電話が入った。看護師と急行。患者さんは右側臥位で寝ている。呼吸は弱く、努力呼吸。ぼくはベッドに飛び込み、座る。背中側から聴診器を当てる。右の背は胸水のため音なし。左肺には澄んだ空気が入ってくる。呼吸はみるみる弱くなる。弱くなっても、弱い澄んだ空気が入ってくる。2人の娘、息子、妹、そして母がベッドのそばに立っていた。「姉ちゃーん」「がんばったよ母さん」「わしが先なのに」。そして「おかあ、せっかく冷蔵庫に冷やした水羊かんとメロンあるのに一口食わんかー」。ガタイが泣く。水羊かんで皆が泣き笑う。看護師がガタイの肩を抱く。

7人が見つめる。患者さんは思い出のあるわが家で、最後の聞こえぬ息を吐く。女将、52歳。

ヤマボウシの壺

古いアパートの2階。79歳の生活保護の國さんが一人。「俺、一人もん」。サドルの高い、赤い自転車でスーパーへ。病気進行、階段の昇降で息切れ。看護師、入院を勧める。死は近い。市の担当者、「葬式代、出ません。戸籍上、妻も子どもたちもあります」。「葬式代、ある?」とぼく直接本人に。「ない」「骨、どうする?」「適当にまいて」と達観している。

國さんは入院に。ぼくは知人の葬儀社の会長に電話。「かくかくしかじか、格安の棺ない?」。会長「確か倉庫に一つ」。大様な受け止め。棺は押さえた。入院して、國さん、つかの間楽に。「朝はやっぱりコーヒーだ」と笑顔。3日後、うなり声が病棟に響く。1週間後、悶え苦しみ、体を右に左に。鎮静剤を点滴に加入した。亡くなったのは土曜の真夜中。当直看護師2人が國さんを穏やかな顔に戻した。

明けて晴れた日曜、ぼくは葬儀社へ。「聞いてます」と職員さん、倉庫から棺を。「入りましたね」といつもの往診車に納品。あれ? 棺、豪華。「会長の気持ちです」。それから骨壺探し。近所の高級骨董店へ。五月晴れ。軒ざらしの壺の中に小ぶりのふた付きを見つけた。税込み２００円。それ買って元職員のＨ看護師宅へ。「布袋、作ってー」

出棺の月曜の１時半。「涙そうそう」、看護師がピアノで。ボランティアさんが摘んだアザミ、アカツメクサなど野花が棺にいっぱい。國さん、花に埋もれる。棺を往診車に載せ、看護師Ｋ、介護福祉士Ｔが乗り込む。運転手はぼく。着くと係の人、手際良い。赤のボタンをＫ・私・Ｔの順に指を重ね、押した。火葬料２万５千円を払い、辞す。90分後、訪問看護師３人、ヤマボウシの刺繍付きの布袋で包んだ骨壺持参し、骨拾う。日本で一番安い葬式、でも全てあったかだった。

宇宙船の二人

意志を貫くって難しい。

76歳の男性が診察室に。顔は蒼白、やせてる。おなかは張っている。ＣＴを撮る。病巣がいくつも描出された。予後は１カ月か。「病院に紹介しますか?」「ここがいいです」。「ここに入院?」「いえ、家がいいです」。翌日から在宅訪問始まる。

「おかゆ少し、みそ汁少しだけです」「点滴しましょうか？」「いや、しません」と男性と妻。1畳の台所、続きの2畳の間に布団が敷いてある。妻ももぐり込める。ギュッギュッで宇宙船の宇宙飛行士2人、みたいだ。別の日「食べました」と2人は嬉(うれ)しそう。豆腐に大根ナマスにチキンラーメン。その後食べられない日が増えた。嘔吐(おうと)も始まる。上半身はやせ、足はむくむ。看護師がもう一度尋ねる。「点滴しましょうか？」「点滴は天敵」と妻。玄関のげた箱の上の額には男性の川柳、「地域の和　まずは近所の　ごあいさつ」があった。

お風呂は嫌い、あったかタオルで体拭き。「あかじゃ死にませんから」と飛行士ら。「私ら基本何もせず、昔のまま、自然のままがいい」

1カ月が過ぎた。妻が1枚の古い広告を見せた。ウラにペンで「私の意志書」とある。「私は現在元気に暮らしていますが、重病になりましたら、延命治療しない、安楽死を望みます」と男性の細い文字。

ふと「入院どうしよう？」と男性。「大丈夫、ワタシ、いるから」と妻。39日目に永眠された。点滴はずぅーとなし。死を告げると、「1曲歌っていいでしょうか、よく2人で歌いました」と妻。「野に咲く花の、名前は知らなーい、だけど野に咲く花が好きー」。お経みたい。ザ・フォーク・クルセダーズの「戦争は知らない」だった。意志を貫かれた宇宙船に「なぜか涙が、涙が出るの」とかすれた声が流れた。

6月の風呂

「何月が好きですか？」と患者さんに尋ねる。1月や8月は避けられ、4月と10月が選ばれる。6月も避けられ組。その6月である。梅雨。今年の梅雨、雨も降るが、初夏のさわやかな日（強風の日も）が入り交じる。山の木々、今年は少し早めに花をつける。ジューンベリー、ホウ、ヒメシャラ、ネム、次々に咲いていく。裏山のウラジロは世代交代、目を奪うばかりの新緑が山肌を覆う。

「力貸して下さーい」。大きな声が病棟のお風呂場から上がる。助手さんが走り、看護師さんが走る。特殊浴に入っている患者さんを「いちにのさーん」とストレッチャーに移す。浴槽に赤いバラの花ビラが浮いている。別の日にはピンクのシャクヤクが。お風呂は患者さんに人気だ。汗が流れ、汚れが落ち、シャンプーで頭もさっぱりする。患者さん、お風呂のあとには格別な笑顔。

ぼくも風呂は好きで、季節ごといろんな植物を入れてみる。柚子（ゆず）は冬の定番。香りの好みで言うとハッサクがいい。この季節だと泰山木（たいざんぼく）の白い花が高貴な香りで絶品。ただし、高い所に咲くので手が届かない。

6月の風呂の王者は菖蒲（しょうぶ）。生々しい草臭さが嗅覚を原始に戻してくれる。ある日、診療所に菖蒲が届いた。病室とお風呂、職員に配られた。「懐かしい、いい匂い」と患者さん。「うちの村では節句に使います。家々の屋根に菖蒲の束を投げ、それを集めてヨモギとカヤで綱を作って、子どもたちの綱引き大会。去年も今年もコロナで中止」と厨房の職員さん。

昔から菖蒲は日本人に親しまれ、魔よけに行事に、祭りに薬草に、と使われた。月々に月々の風呂がある。今日は疲労回復に菖蒲といっしょに、6月の「お風呂いただきます」をやってみよう。

いろんな心

「心が折れて」と外来に患者さん。社会人2年目の青年。誰もが思いがけないことでつまずく。困っている人を助けようと今の仕事を選んだのに、その職場で批判され、否定され、攻撃されたと。社会はやさしい人ばかりではない、と知る。

心って不思議だ。自分の心はいつから始まったのかも分からないし、明日はどんな心になるのかも分からない。空模様と同じ。皆の心の中に空がある。「仕事辞めようかと思って」と青年。初心が揺らぐ。ぼくは話をただ聞く。

家に帰って、「心」の付く熟語って、と考えた。心配や心労のようにはじめに心が付く熟語と、初心や決心のように終い（しまい）に心が付く熟語がある。後者になじみを覚えるものが多い。このご時世なら終いに心が付く一番は「安心」だろう。しかし、安心は安心だけで終わらず、「安全安心」の4文字熟語にするよう強制されつつある。政界で流行する言葉には細心の関心が求められる。社会が不安で危険、と発信している。耳に心地よい言葉には、いつも用心、用心。

心って、自分を見ているようなところがある。下心があると、大概のことはおとし穴に落ちる。下心を超え、野心を超え、無心でやれる時に道が生まれる。本心は何かを、心は見ている。心はなかなか手ごわい。

人間は一人では生きられぬ。目の前に物や人がある。少しでも良い商品を作るにはどうするか、生き生きとした生徒を育てるには、老人がうれしい顔を見せるようになるには、おいしい食事を作るには、病む人の痛みを和らげるには、と誰もが苦心する。全てのことは苦心によるが、その基にあるのは良心だろうか。

青年の「折れた心」の断端（だんたん）から新しい「芽心（めごころ）」（造語）が出ていくには、時間の他に、いろんな「心」の支えが要るのは確か。

夏至（げし）の一日

今日は夏至。昼間が長く、これから蒸し暑くなるのに、夏至は好き。

午前は外来。具合を聞いて診察して雑談して、次の人を呼ぶ。今日は深い話をした人がいた。「眠れますか」の質問に「朝、自分で起きるんじゃないです。自然に目が覚め、今日も朝が来たと感謝します」。朝という字、十月十日（とつきとおか）の4字で構成、朝は母胎からやっと生まれる、と仏典にあるそうだ。次は「何も面白うない」と怒る92歳のご老人。施設から車椅子で。「何もすることない！」。昔はバリバリのお巡りさんだった。次はぐったりした40代の女性。職場と家で色々あって、夫の大声が頭に響いて食べられず飲めず、点滴希望。

昼、厨房でランチ。かき揚げ定食に出雲のトロロソバ付き。おいしかった。病棟に上がると2人の患者さんの呼吸が速い。昔、八百屋さんをしていた男性と、昔は編み物教室を開いていた女性。面会が難しい時代なのに、入れ代わり立ち代わり、家族が短い時間会いに来て、声援を送る。

午後の2時過ぎ、電話が入る。市の福祉課から。長年の引きこもりの49歳の男性。同居の姉が「飲まず食わずで、1、2日で餓死すると思う」と慌てているとのこと。熱中症の季節だ。いくつかの急ぎの用を片付け、公営団地の一室へ。一筋の光も入らない密閉された部屋。「触らないで。点滴は要らない、入院はしない、放っといて」と、か細い声で。福祉課の人と相談。毎日、様子を見に訪問することにした。全てを拒否する権利、あると言えばある。

夕方、病棟の回診をして、屋上に上がった。ついこの前まで冬や春だったのに、日没はいつの間にかぐーんと延びた。午後7時15分、夏至の太陽、雲間に隠れ、日没見届けられず。振り向けば天空に、澄んだ十日月。

抗原キットがピンクに発色

日本の病院数、およそ8200。有床、無床を合わせた開業医の診療所、およそ10万3900。合計で約11万2100。新型コロナウイルスの累計感染者数、日本で6月現在、ざっと80万人。一つの医療機関が新型コロナウイルス感染症を診断した数は平均7人。全くなし、もあるが桁違いに多く診断している施設も多い。診断をする診療所も徐々に増える。

「腹と腰が痛い」という女性が先日の正午、受診した。熱は36・8度。手洗いし、マスクをしている（かぜ症状や熱のある人は車で待つ）。診察室で女性を診てると「2日前から咳も、介護している男性も3日前から咳が」とおっしゃる。聴診での呼吸音はきれい、パルスオキシメーターは96％、とまず良い。肺炎があっては、と念のためCTを撮った。5ミリ大の淡い陰影が右肺に1ケ、左肺に4ケ。女性に車に戻ってもらった。ぼくは防護服に着替えてコロナ抗原検査を駐車場で。いつも無反応の検査キットがピンクに発色した。

新型コロナウイルス感染を初めて身近に実感した。すぐに保健所に連絡。対応はていねいで、迅速、的確。女性には家で待機してもらった。保健師さんがPCR検査用の唾液採取管をすぐに持ってきた。検査を受けたのは女性と濃厚接触者の男性とぼくと診療所の職員3人。夕方5時、結果が分かった。女性と男性の2人が陽性。経過の無事を祈る。そのあとぼくは、在宅療養中の終末期の方の腹水穿刺に出向いた。腹水は2千ミリリットル、少し楽。臨床にはいろんな事々が混在する。

コロナという名の砂山、の砂がこんな小さな診療所にもずり落ちてきた、と緊張感を覚えた。いつの日か被感染者となる覚悟もし、コロナの感染を防ぐことに多くの人と力を合わせていくしかない、と改めて。

言い切れない

「必ずしもそうとは言えない」。精神科医で作家だった、なだいなださんの言葉。忘れられず心に在る。

悪性腫瘍で闘病された20歳の女性が最後の日々を郊外の家で過ごすことになった。黄疸もあり、病状は日ごとに進行。6月下旬の午後、往診車で家に向かっているとお父さんから電話。「呼吸が止まって救急車を呼びました」「えっ、救急車?!」。最後は救急車を呼ばず、苦しい挿管（そうかん）や心マッサージはせず、家で看取ると決めてたはずだった。昔と違って今は救急車を呼ばぬのが主流。娘さん若いから、お父さんあわてて119番したのだろう。「救急隊が先生と話したいそうです」。病状を説明し、本格的な心マッサージはせず、やわらかにと依頼した。10分ほど走ると今度は救急隊から。「脈が触れます。自発呼吸も戻っています」

家の前に救急車、ランプが赤く回っている。ベッドの周りに大勢の家族に親類。救急隊に礼を言い、あとを引き継いだ。「息して息して」「みんなおるよー」「ええ娘さんだったー」。皆が手を握り、顔をさすり、声を掛ける。「ようがんばったね」と二つ違いの兄。女性に意識はなく、懸命な呼吸で答える。「きのうは高校時代の書道部の恩師と同級生が来てくれて」とお父さん。1時間、あったかい声援交流の場が作られた。家族や救急隊が作り出した時間。在宅のがん末期に救急車は良くないと思っていたのに、必ずしもそうとは言えない、と思い直した。

NHK「クローズアップ現代+」で、亡くなったジャーナリストの立花隆さんが放った言葉。「人間という存在は豊かで、簡単にこうだと言えないから、そこに面白さがある」

人生の最後を家で過ごした若い女性とその家の前の救急車、その情景に2人の先達の言葉が重なる。

右鼠径部剃毛指示

最近、息切れを覚えた。近くの神社まで散歩するのに、途中で何度も休む。胸がキュアギュッと締めつけられる。医者は患者さんの病気を治す人、と思われているし、思っていた。ところが近年、医者の自分の身体のあちこちに不調が生じる。医者も患者さんも同じ体。病気は両者に平等に訪れる。

　昔、働いていた病院の循環器内科の医師に診察を依頼した。心エコーで心臓の先端部の動きが悪く、狭心症であること、細くなった冠動脈（心臓の周りを走り、心臓を支える血管）を広げる治療が必要、と診断された。「明日に」とその医者。「ありがたい」と患者のぼく。「3泊4日です」と医者。「往診や回診あり、短く」と患者。「じゃあ2泊」と医者。「これからエレベーターのない団地の4階の重症の人の往診がある」と患者。「ソロリソロリと上って下さいよー」とあきれ顔の医者。

　4階の往診を終えて診療所に戻ると、入院予定の病棟の旧知の若き看護師長から電話が入った。「2泊に短縮になったので、申し訳ないのですが、ご自分で鼠径部の剃毛をしてきてもらえませんか、右」。帰りにドラッグストアに寄った。3枚刃1袋3本セット、327円の剃刀を買った。

　自分でする陰部剃毛、初めてである。脱衣場に新聞紙を広げ、裸になる。ハサミで右鼠径部、足の付け根の毛を切る。おなかにも生えている。皮を切りそう。あろうことか陰嚢にも生えている。ライチのような皮も切りそう。風呂場に入る。湯をかけ、液状ソープを塗りたくる。太股から鼠径部界隈、ていねいに剃る。ライチ上方も念入りに。5倍ポイントデーの3枚刃、切れ味良い。いつもとは逆の頭方からの眺めだが、右鼠径部、まずまずの出来栄えになった。

放っとけば生える

7月の雨の正午、10件の往診を終え、ぼくは訪問看護師に総合病院の玄関まで送ってもらった。医者のぼくも玄関をくぐると患者に変わる。

まずは新型コロナウイルスのPCR検査。陰性と判明すると5階の病室へ。病衣に着替え、点滴。次は尿道から膀胱(ぼうこう)に管の挿入。「ゼリーたっぷり」と患者のぼく。「はいっ」と旧知の師長。「ここが少し痛みます。はいっ、入りました」。いつもは入れる側、されて知るクッルンとくる痛み。「ストレッチャーで心臓カテーテル室へ移動します。これ1錠」と前処置の安定剤渡された。「さあ、やりましょう」と担当のドクター、気合が入ってる。こちらは俎板(まないた)の上の鯉(こい)。冠動脈への処置は右鼠径部ではなく、右手首ですることになった。「ここ狭いね。風船で圧かけよう。ここはステント留置。冠動脈の流れ、回復してますね」。相棒の医者とのやりとり。1時間くらいかと思ったが、3時間が経っていた。

戻った病室は高度治療室（ＨＣＵ）。1泊した。次の日、5階の一般病室に戻った。持参してた本はサン＝テグジュペリの『星の王子さま』。読みながら思った。王子さまは宇宙の小さな星の上にポツンと立ってたけど、今や診療所は細い冠動脈の上にポツンと立っている、って。

2泊目の夜、師長が訪室。「無事で何より」と労った。ぼくはパンツをずらし、自分で剃毛した鼠径部を見せ、「これどうするー」と言った。「やめて下さいこんな所で、若いナースもいるのに」と顔をそむけ、続けた。「大丈夫、放っとけば生えますから」。さらに「なんなら私、リアップ（育毛剤）買ってきましょうかー」「えーっ、それって鼠径部じゃないんじゃないー」とぼくは負けじと抵抗。3日目の朝、脱走し、診療所の玄関をくぐって、医者に戻った。

点滴騒動記

8月に入った。暑い。毎年のこと。

病棟の98歳の女性の部屋。夜中に点滴チューブを自分で抜き、当直の看護師は困っていた。患者さん、いろんな病気を抱えて末期。耳は遠い。医者は叫ぶように尋ねる。「眠れましたか?」「寒気は?」。返事はない。「何か欲しいものは?」。黄疸と貧血で顔は薄黄色。「ウォーター!」

と突然の返答。「痛いところは?・」と続けて聞いた。「ありません。一足先にさよならです」

事務室から詰め所に電話入る。往診依頼の件。92歳の男性、自ら電話で飲まず食わずで死にそうだ、死んでもいいが点滴してくれんか、とのこと。駆け付けた。初めての家、まず家を見つけられるかが大仕事。あった。ドアを開け「武田孝さんですね」と問う。「そうだ」と元気な声。その時、息子とおぼしき人が車で到着。「お医者さん呼んだの?」と父に問い詰める。「知らん!お前が呼んだの?・」。「先生、これです。おやじ最近、呆けが進んでて。飲んで食べてます」と額に汗して平謝り。誰もが暑い。やむなしやむなし。

重なる。外来に通って来てた97歳の尾地のおばあさん。暑さで食べられず、歩けもしない、点滴して欲しい、と。地図を片手に探していると看護師さん、「尾地」の表札を発見。玄関、鍵がかかっている。ピンポーン。誰も出ない。裏に回る。ロックしてない窓を見つけ、ジャンプして忍び込む。玄関を開け、看護師さんにも入ってもらう。「おちさーん」。どの部屋にも人の姿はない。バタバタしてると「あっ先生、そこは妹さんの家、こちらです」と隣の尾地さんのお嫁さんに正された。「尾地」が2軒並んでいた。脱水で弱々しい尾地のおばあさんに点滴をした。家を間違う。在宅医としてウカツだった。暑いからとおちおちしちゃあおれない。

終わるもの、終わらぬもの

8月最後の日曜。正午、診療所の屋上から見るスーパーの真上。真夏の青の空ににょきにょきの白い入道雲。午後4時、久しぶりの裏山散歩。空に灰色の雲が広がってきた。この夏、空は不安定。小さなバックパックに180㏄のみかんジュース1瓶入れた。山道は夏草で覆われていた。ミンミン蟬(ぜみ)とツクツク法師の声が響く。あっちでツクツクホーシ、こっちでミンミンミーン。ツクツク法師はテナー、ミンミン蟬はバリトンの男声二重合唱団。

少し登った小さなダムの横。ツクツク法師が前面に。歩みを進めるとミンミン蟬が前面に。交互に入れ替わる二重唱。森は蟬の音楽ホール。観客はたったの一人、ぼく。これ以上の距離はとれない最大級のソーシャルディスタンス。木々の間を風が走り抜ける。換気100%。マスク不要。入場料、なし。ミンミンの大きなバリトンが耳の前で響く。音量目いっぱいのCDプレーヤーみたい。抜き足差し足、そろりそろーり、声に迫る。いた！　黒い山桜の太い幹にしっかり止まって、おしりを振るわせている。透明な羽、5センチ。

日本海が見える中腹の休憩所のベンチ。汗が噴き出る。みかんジュースを一口。ああ、8月も終わっていく。やれやれ。いや、もったいないか。毎日一日一日が過ぎる。皆が一日一日を過ごす。人はその一日のため生きる。アスリートたちも一日一日。一日の成果を競う。その競技大会も終わっていく。コロナ感染だけは今のところ、終わらない。終わるものと終わらないものがある。誰の中にも、社会にも、世界にも、いつの時代にも、ある。

夕方の病棟。15号室の80歳の女性が指で○。口腔がんで、寝たきりで6カ月が経過。今夜はご主人が泊まって下さる。○印はそのこと。終わりなき闘いの日々、一瞬の二人の笑顔。

在宅、ヨレヨレ記

街に、ピンクや白の百日紅（さるすべり）が咲きほこる。

朝の8時、病棟に連絡が入る。看護師が助手さんと近くの県営住宅へ向かった。肺がんが進行して右の手足が不自由なNさんがベッドから落下したらしい。Nさん70歳で、訳ありで一人暮らし。通報者は2軒隣の80歳のS老人。毎朝「どうだー」と訪ねてくれる。Nさん、がたいががっちり。Sさん小柄、一人では無理。2人が到着し、2時間ぶりに元のベッドに戻った。「助かったー」

「家がいい、自由で」とNさん。数週間前まで、自転車に携帯用の酸素ボンベ載せ、スーパーへ買い物。好きな刺し身や果物、野菜にアイスクリーム、冷凍食品をどっさり買った。「冷蔵庫が食品で満ちてると幸せになる」。料理をし、洗濯も掃除もする。男の一人暮らしとは思えぬきれいなたたずまい。TVをよく見る。スポーツも政治も芸能界も詳しい。「パラリンピック、心に沁みました」

Nさん、訪問看護師がやってくる日を待った。「やさしいし、皆美しい」。マスク効果で誤解なんじゃない、とぼくは横ヤリ。「いやいや」とNさん。痛み止めの湿布の表面に、赤い油性ペンで♥マークを看護師が描いたらしい。それが気に入った。次の日の看護師は♥を2個、別の看護師は♥を3個描いた。Nさん、相好を崩す。一巡して最初の看護師が当番の日、Nさんもっと多くの♥を期待した。「先生、こんな小さいの一つです。そこまで気持ちありません、って振られて」と苦笑いの大笑い。

ベッドから落ちて5日目、病状悪化。洗い物もできなくなった。「もうヨレヨレ、立てません。入院、願えませんか」と嗄れ声。職員が駆けつけ、両脇を抱えた。よくぞここまで家で、と思った。Nさん、診療所のベッドに横たわり、「助かったー」。

堤（つつみ）のある村

真夜中、「キクさん、強い腹痛です」と病棟看護師から電話。鎮静薬の注射の筋注で対応してもらった。病気は腹膜にも広がっていたが、注射は効き、翌朝はケロッとして「よう寝ました」。齢（よわい）は87歳。臨床は時にこんなこともあって救われる。

午後の回診。「キクさん、どこの生まれ?」と聞く。「ええとこです。堤が三つ、いや四つありましてなあ」。堤という響きのいい言葉を久しぶりに聞いた。「山からの水を溜（た）めて、田植えのころ、田んぼに流す。余ったら町を通って大川に流すです」。目が輝く。「泳ぎません。ドボンと深い。鯉飼う人もあった。水面（みなも）が鏡みたいで静かできれいで」と懐かしそう。よもやま話は続く。キクさん別の谷の村に嫁ぐ。「そこもええ田舎、でも子どもの時の村は忘れません」。腹痛騒動がうそのよう。

キクさんが通った田舎の小学校にぼくも3年間通っていた。だから大先輩だ。「秋の運動会、蓙（ござ）敷いて弁当食べて。二十世紀梨がおいしかった」。部落対抗リレーがあった。いつものイタズラっ子がリレーで1人抜き、2人抜くと親たちは総立ちのやんややんやの大声援。運動会は英雄をつくる村々あげての一大行事だった。コロナ禍で全てが消えた。

キクさんの病室で初めてのように「村には堤が四つ?」と聞く。「あれ、なんで知っとる!」。認知症のようだ。次の日も同じ問い。キクさん同じ答え。元の病気はさほど進行しない。看護師がぼくに報告する。『先生は堤の話すると喜ぶ、だからしてあげる』とキクさん笑ってられました」。認知症があるのはぼくの方、と思われてるようだ。

「先生、一緒に行きましょう堤の村に。わし、行ってみたい」とキクさんベッドから身を乗り出す。「えー行くの?」、ぼくは圧倒されぎみ。

ちゃらっへ

人は笑う。笑うどころじゃない臨床の場でも笑いは生まれる。笑って患者さんも家族も一息する。医療者も。

「ガイシャばっかりですわ」と外来患者のMさん。日本人も裕福になったか? Mさん土、日は

「道の駅」で電子オルガンの演奏。コロナの影響で店内や食堂には人影は少なく、大抵がトイレ休憩なのだそうだ。見るとどれも県外ナンバー。なんだ、県外車のことか。

前にも書いたかも知れない、90歳でがんのため家で寝たきりの女性の一言。「さあさ、わしゃあ寝たきりスズメですけえ」。思わず「うまい！」と笑った。ご本人、ちょっと得意な顔。お嫁さんが運ぶ少量の粥を舌に載せ、食べ続けられた。

「さあ、ベッドの端に足垂らしてみましょう」と作業療法士のK君が75歳の男性の手を取る。男性は答えた。「それくらいのこと、河童の屁ですわ」。「屁の河童」は聞いたことあるが、と後で調べてみると、「河童の屁、取るに足らぬこと、河童の屁には力がない」とあった。どうやって調べたんだろう。

外来に、心不全で両足がパンパンに腫れてるのに、自転車こいではるばるやってきた80歳の女性に「息切れしない？　大丈夫？」と聞いてみた。その返事、「ちゃらっへ、ですよ」。うっ、これは初めて。「へっちゃら」を「ちゃらっへ」に変換。どの国語辞典にも載っていない。

岡山からきた若きナースのJ君、入院中の92歳のおじいさんの血圧を何度も測り直していた。「キガワリイなあ！」。J君、意味が分からない。鳥取弁で気が悪い、うるさいという意味だが、どこかが悪いと思い、「胸ですか？　腹ですか？　ここですか？」とあちこち触った。「それがキガワリイ、だがなあ」。J君、途方に暮れた。

屋上のお月見

今年の9月21日の中秋の日は、満月。中秋と満月が重なるのは8年ぶりらしい。診療所には屋上がある。大きな病院と違って、ベッドのままで屋上に上がれる。千代川（せんだい）の河原で打ち上げられる花火大会の日は、ベッドが4台、車椅子が3台くらい並び、家族や職員も集まって、多くの人で夜空の花火を楽しむ。コロナ禍で花火大会は2年続けて中止。夏の夜空も屋上も寂しそう。

お月さんに中止はない。中秋の日の夕方、「そうだ、屋上でお月見しよっ」。看護師さん、屋上に上がれそうな人をリストアップ。申し送りを終え、夕方の6時から月を待った。早過ぎた。7時を過ぎるころ、山の端が明るくなったが、灰色の雲が邪魔をする。「あっ、見えた！」「あっ、隠れた！」。月より団子派の患者さんや「月どころではない」という患者さんが多く、屋上にやってきた患者さん、2人だけ。

「ここ、屋上あるんだぁ、知らなかったー。なんか泣けてくるー」。患者さんじゃなく、女性の助手さん。自分の病気の治療を終えて、この診療所に就職して2カ月。「この風、空気、町の眺め。自分の病気や死んだ母のことがガバーッと胸に」と両目をふく。月は雲間にチラッチラッと姿の一端を見せるだけ。皆が去る。ぼくは屋上と詰め所を行ったり来たり。雲が去り、お月さん、全貌(ぜんぼう)を見せ始めた。詰め所の看護師さんに報告。「残念、さっきなら患者さん、喜んだのに」。夜空のちょうど真上に木星がいた。屋上案内夫のぼくは看護師に説明する。「木星横2メートルの弱い光の星、土星です。夕方、西の空に金星と火星が輝いていました」

夜中、満月は17号室を窓からのぞき込んでいた。当直看護師が月とねたきりの老女のツーショットを逃(のが)さなかった。その一枚が、翌朝のカンファレンスで紹介された。

町の保健師

40年前、1人の女性が80歳の老女を外来に連れてきた。レントゲン写真で影があった。肺炎を疑い、入院となった。夜中、急変が起こった。人工呼吸器につないだ。「家族呼んでー」と言うと「家族おられないです」と看護師。「外来に付き添って来た人、呼んでー」。1時間後、その女性がベッドサイドに立った。「私、地区担当の保健師です」と言って泊まってくれた。次の日は別の人、その次の日はまた別の人が泊まった。家族ではないのにどうして？
「この人たち、同じ長屋の住人なんです」と保健師。その一人が言う。「わしら古道具商です。高級骨董、並骨董、衣類専門、書字専門、夜逃げ専門、いろいろあって。おばちゃんには皆が世話になった」

交代の看病が1週間続き、老女は亡くなった。その夜、お通夜が開かれ、ぼくは長屋に花を持って行った。古い長屋の一室で、棺をコの字に囲んで、病院に泊まった面々が集まって宴会。食べ物のこと、お金のこと、男女関係、何もかも彼女に相談し、迷惑かけた、助けてもらったと告白しあった。保健師は笑ってうなずいていた。

ここまでのことは以前にも書いた。40年が経った。保健師も定年を過ぎ、老い、デイサービスに通うように。さらに月日経ち、寝たきりに。介助でのお粥と（つぶして軟らかくした）マッシュ食の生活に。

黄疸が出現した。検査で腫瘍が見つかった。県外の娘さんと市内の娘さんが「家で母を看ます」と決心。家は元長屋（今は駐車場）の近くにある。重い木の戸を開けると小津安二郎の映画に出てくるような古民家。片隅に介護用ベッド。小さい点滴がぶら下がる。「がんばれ」。手ぬぐいを首にまいて背をさすり、2人でおむつを替えていた。9月の夜、娘さんの穏やかな顔のもと、町の保健師永眠。99歳。

筆記用具4品

診断書もカルテも手書き。そんな時代じゃないのに、手書き。時代遅れの医者を誰かがカバーしてる。診療所の一日一日を支えるものは無数にあるが、筆記用具もそのひとつ。4品を紹介。

まず一番は、ボールペン。朝から晩まで世話になる。使うのは黒のJETSTREAMの1・0ミリ。1・0とは芯の太さのこと。0・5ミリも0・7ミリもあるが、書き心地がいいのでこれにしてる。一日に3千字は書くから、インクは日に日に減る。駅前の文房具店に行く。白衣のポケットからボールペンを出して「これの芯を下さい、10本」とカウンターの事務員さんに。いろんなメーカー、色、太さの芯が引き出しに入っている。「すみません、3本しかありません」ということも。10本を追加注文し、入荷したら連絡してもらうことにして店を出る。

2品目、赤と青が半分ずつくっついている色鉛筆。VERMILION（朱）とPRUSSIAN BLUE（青）と印字してある。その青色をよく使う。日々のカルテ記録は看護師と同じ用紙を共有。医師記録は黒の1・0ミリで書き、それを青の色鉛筆で大きく囲う。何と原始的。

なぜ朱でなく青で囲うのか。朱は目立って恥ずかしい。青はおとなしい。麻薬の処方記録は朱（ｏｒ赤）と決められている。この時は赤。これもよく使う。

3品目、マジックインキ。点滴用の細いカテーテルを首や鼠径部の静脈に挿入する時、局所麻酔の位置を4点ほど決める。そのマーカーに使う。赤色は出血と、黒はホクロと間違えそうで、今は緑にしている。

4品目。死亡診断書は例のボールペンで書いて折り、長形3号封筒に入れる。封筒の右上隅にその人の名を書く。その時はＭＩＴＳＵーＢＩＳＨＩ／ｕｎｉの3Ｂの鉛筆。これも無くてはならない。

裸足で歩く

多様化社会を、と言ってみるものの、現実は単一化社会に向かっているよう。

がんに対して免疫賦活（ふかつ）作用があると言われるワクチンを打ちに来る87歳の咲子さん。総合病院で悪性腫瘍の診断を受け、治療受け、小康状態となって診療所にやってきた。住まいは郊外。天気の良い日は自転車で。耳下腺部の腫瘤は縮小、顔も身なりも明るい。診察室にも笑顔が先に入ってくる。「元気でーす、食べれまーす」。独居。「アレを！」とワクチンを打って笑顔で帰っていく。

ところが、先日の受診の時、髪はバンバラ、衣服は乱れ、目はつり上がっていた。「どうされました？」「どうもこうも、腹が立って、もう許せません！」。話はこうだ。受診日、空は晴れていて、自転車こいで診療所に向かった。途中でいつになく息切れがして（咲子さん、慢性心不全もある）、自転車を大通りのドラッグストアに止めた。ゆっくり歩いていると、足がピチピチにむくみ、靴ズレがしてきた。えいっ、と靴を脱ぎ、一足ずつ両手に持ち、バッグを肩に裸足で道を歩いていた。

事件はここから始まった。親切な通行人が「110」に通報した。「認知症のおばあさんがトボトボ歩いて道に迷っているようです（推測）」。パトカーが2台現れた。咲子さん、5、6人のお巡りさんに囲まれ、車に乗るよう言われた。「なんでえ、いやです」と拒んだ。家族の連絡先を聞かれ、お嫁さんの電話番号を教えた。「足が腫れて、靴が合わなくなって脱いで歩いてるだけなの。あんたたち、こんなに集まって、暇なの！」と説教までした。押し問答続く。お嫁さんが来てくれて解放された。「腹立って」と診察室でも怒りが止まらない。監視社会、中国だけのことではなさそうだ。

マスクとマイク

自分たちの診療所が舞台となる劇が演じられるって、恥ずかしい。可能ならパスしたい。東京の劇団の制作部のKさんが鳥取出身で、熱意あり、断れなかった。コロナ感染が広がり、公演2カ月前、鳥取県の感染者数は1日30人を超えた。玄関に貼ってたポスターをはずした。劇団のKさん「厳しい状況です。こちらも思案中で」。内心ホッとした。公演1カ月前、なぜかコロナ感染者数、急に減少を始めた。鳥取も。「感染対策して、やります！」と東京から。ポスター貼り直した。チラシも外来に置いた。「診療所の皆さんで劇やられるの？」と外来の患者さん。「いやいやプロの劇団さんですよ」

公演前の夕方、「到着しました」とKさんたちがあいさつに。ぼくは往診で留守。夜、家路の途中、会場をのぞいた。取り壊し中の市役所の裏にある古い市民会館。大きなトラックが会館の横に止まっていた。「ヨイショッ。ホイッ、セイノッ」。声が飛び交った。舞台の大道具、小道具が運び込まれていた。業者の人かと思ったら、「あっ先生！」と声が掛かった。搬入作業をしているのは役者さん、演出家、Kさんたちだった。コロナ禍で演劇も出番を失ってきた。言葉も声も音も、しぐさも表情も監禁され続けた。皆やる気だー。

当日、劇が始まった。役者たちの地声が、大きく小さく響いた。劇は実在の診療所を離れ、別の世界を作っていた。年のせいか涙腺がゆるんだ。劇に諭（さと）されたというか。

劇の後、アフタートークをと係の人からマイクを渡された。何を話そう。そでから舞台に出ようとするとKさんが「マイクはずして」と言った。役者のような地声でやるのかと下腹に力を入れた時、Kさんそばで小声で言った。「間違い、マスクはずして」

コマノマイダオレ

夕食が終わるころ、98歳のユキさんの病室をノックした。顔を横にして寝たままで食べていた。ヒジキが口元と枕にくっついている。「食べれますか？」と聞くと「えっ？」と答えた。「耳が遠うなりましてな」。もう一度大声で聞いた。「少しは食べます」。入院した時より顔がやせた。夕食が終わり、ちょっと話しかけてみた。

「生まれ？　浜村。それから市内の近くの村に嫁ぎました」。低い声ではっきりしゃべれる。「5年間小学校の教員。主人も教員で、家に2人も教員いらんって。それで私は農業に転向」。農業をする人ってすごいわ、といつも尊敬する。「米が5反、畑が2反」。大変な仕事だあ。畑の作物を尋ねた。「えっ？」が何度も入る。「玉ネギ、ジャガイモ、里芋、インゲン、空豆。トウガラシ、茄子にキュウリ、白菜に大根」。これだけ言えたら認知症にはなれない。「村の土に一番合っておいしいのは、サツマイモ！」と誇らしげ。

苦労話もあった。「姑さんが病弱で寝込みがち。でもいろいろ言う人で。舅さんは逆で、ほんとにいい人でした」。姑さんが亡くなると時間ができた。婦人会や人権活動、刑務所を出所した人たちの更生の手伝いをした。「家族が協力してくれました。私も主婦としてすることはきちんとして外に出たですよ」。目に力が入ってきた。「えっ？」は続いた。「世の中思うようにはならんですよ。でも面白かった。ありがたい人生だったって思います」と寝たままで。

ユキさん、最後に言った。「先生、死ぬときは〈コマノマイダオレ〉にして下さい」。何だろう、マイダオレ？　調べてみた。「独楽の舞い倒れ」、くるくるっと回ったあと、パタッと止み、地に果てること。

秋の夕暮れ、病室で新しい言葉を教わった。

ようす、ようす

方言はいい。方言でないと載せられない心情ってある。

「先生、見てくんない、腹」。80歳の女性、婦人科系の腫瘍で腹水が溜まる。一度腹水穿刺した。おなかが小さくなった。「腹水が溜まったら、また抜きましょう」と言うと、「ようす、せえなことせずにおきます」。「ようす」は「いやです」の意味で「Ｎｏ」のこと。「さあでに家に帰ります」と真顔。「さあで」は近々のこと。最近、手足に浮腫、顔にも。「娘さん、共働きで昼間母一人になるので家は心配、って言ってましたよ」「さあなことないです。帰ります」。譲る気配はない。意志は固い。「どうして家がいい?」と聞いてみる。「おりつけたとこです」。「住む」でも「暮らす」でもなく「おりつける」。新鮮に響く。「家はなんもが違います。家の内も外も。風も景色も。なにって、違うです」。女性は家に帰りたくて仕方ない。裸足で廊下に出て医者を待ち伏せする。「ああ先生、帰ります。近所の連れが、もどったか、もどったかって来ておくれます」と詰め寄る。タジタジのぼく。食事に洗濯、風呂のこと、介護の心配を言ってみると、「先生、ようす、ようす。自分でします」。この「ようす」は「いいです」の「Yes」の意。病室の壁に、ファンの氷川きよし、嵐の面々のブロマイドが貼ってある。「好きですー」と、これは標準語と同じ。「娘さん、来週家に2泊させたいって言ってたよ」と伝えると、「せえなことかな。家に帰ったら先生、ここにはもう帰りゃしません。家におります。庭の柿の実、ぼって食いたい。柿、干しもするです」。

女性の故郷は鳥取市から車で40分、35キロ離れた但馬(たじま)地方。方言って、距離だけではないけど、何キロ離れると違う方言になるんだろう。

ハッピーバースデートゥユー

誕生日が来る。日本人の多くが「ハッピーバースデートゥユー、ハッピーバースデートゥユー、ハッピーバースデーディア○△さーん」と歌う。フーと蠟燭(ろうそく)を吹いて拍手する。

リエさんは62歳の女性。元銀行員。総合病院に入院して治療したが、最後は家を希望した。看護師と往診。地図を見ながら小さな峠を越えて、お家(うち)に着いた。広い家。「ああわざわざ、すみません」と車椅子に座って笑うリエさん。おなかが張っている。「男一人で、自信はないですが」とご主人のアキラさん不安そう。顔が少しこわばっている。

家で過ごせたのは1週間だった。病状急速に進行、歩けなくなった。言葉は「はい」だけに。日曜の午後、ご主人が車にリエさんを乗せて入院となった。症状は改善せず、血圧は下がり、反応もなくなった。刻々と変化する状況にスタッフは対応。病状は進んだが、アキラさんの表情に柔らかさが戻っていた。「怖かった死が、なんだか怖くなくなってきました」。なぜだろう。

11月上旬の夕方に亡くなった。お別れ会をラウンジでした。「ハッピーバースデートゥユー」を皆で歌った。偶然その日は、ご主人の誕生日。この情報、担当ナースが前日に入手。「○△」のところで「アキラさーん」と歌った時、「リエさんからー」と誰かが歌った。亡くなった人を前に「ハッピー」を口にするのは不似合いなのだが、歌は場に解けていた。

考えた。「○△さーん」のあとに「♥からー」を付け足すのはどうか。「私」「ばば」「ゆきちゃん」。「死者からー」はめったにないけど。アキラさん「こんな仕掛けあったんだ。家内、私の誕生日まで生きていてやろうとがんばってくれたんだと思います」と別れの言葉を述べて、深く一礼された。

意表をつかれる場

「えっ？」と思うことがある。大げさな話ではなく、日々の臨床のこと。

「おかあさんおかあさん、ちょっとー」。廊下に声が漏れる。呼んでる人は98歳の老女。「はいはい、どうされましたかおばあさん」と女性が戻ってきた。老女の母親なら120歳は超えている。ありえん。女性は60歳くらい。分かった。老女は、孫がその女性を呼ぶ時に使う「おかあさん」を拝借しているんだ。女性もその孫たちが呼ぶ呼称を拝借して「おばあさん」と呼んでたんだ。

「おかあさん、高野豆腐煮てきてー」

　診療所に電話が入る。老人施設に入所している89歳のハナさん、全然食べられず、高カロリーのジュースも飲めないと。入院となった。目は開かず、口も開かず、言葉もない、反応もない。ひたすら眠る眠り姫。鼻腔（びくう）栄養も胃瘻（いろう）栄養も似合わない。点滴をと血管を探すが、糸のように細い。どうにか中心静脈を確保し、点滴を少量落とし始めた。数日後である。病棟にソプラノが響いた。

「誰かー、誰かー、早うー」。どの部屋だ？　なんと、あの眠り姫の部屋からだった。「帰るー、お父さんお母さんが待っとる、病気で寝とるー」。眠り姫、夜中に目覚める。

別の病室の80歳の女性。おとなしく、素朴な人柄が顔ににじむ。「すみません、ありがとう」をしばしば口に。ナースもやさしく接する。介護休暇が取れて、娘さんも毎日顔を出す。娘さん、昔の様子を話してくれた。「あんなですが、芯は強いです。車が好きで、半年前まで遠くのホームセンターに軽トラブイブイ飛ばして、苗や肥料や食料、村の人の注文、何でも積み込んで帰ってきてました。母、軽トラババア、なんですよ」

意表をつかれ、女性の元気な姿が浮かび思わず笑った。臨床って意表の場、と改めて思い直す。

めっちゃごっつい

ドクターも乗り込んで、大学病院から救急車で2時間かけて、70歳の男性が運び込まれた。頸(けい)頭(とう)部の腫瘍で手術を何回も受けていた。これ以上の治療は難しいと判断され、帰郷となった。気管切開がしてあり、声は出ず、文字板に文字を綴(つづ)っていた。病状は日ごとに進む。字が書けなくなった。

「何とかなりませんか」と妻が肩を落とす。男性は人権問題の活動家で、県内外で中心的な役割を果たしてきた。「元気にしてやって下さい。きびしい性格でしたが、やさしい人です」と35歳の娘さん。「2人ともテンパる方で」と少し冷静な息子さん。3人の顔それぞれに気合が入っている。

顎の下、首の周りの病巣、刻々に広がる。「血管に浸潤して一瞬のうちに絶命、ということもあります」と過酷な説明をする。「聞いてます、大学病院の先生からも」。悲惨な死は避けたい。であっても誰もが1日でも長く生きることを望む。「大好きな孫に会わせていいですか?」と娘さん。3人の孫に会えた。孫たちは折り紙遊びではしゃぎ、病室が明るくなり、男性の顔はゆるんだ。その夜、凝血塊が鼻腔や首の手術創部から出た。一時止血したが、再度出血。顔はゆがむ。「父さん、しんどい?」と仕事帰りの娘さん。家族と繰り返しカンファレンス。「苦しいのは可哀想、楽に。おまかせします」。弱い鎮静剤を点滴に混ぜた。男性は眠り始めた。翌日の夕方、娘さんがやってきた。ベッドサイドで叫んだ。「父さん、めっちゃごっついやすらかな顔だがあ」と喜んだ。「ごっつい」はとてものの意の方言。緊張する病室で生まれた新言語に僕も看護師も思わず笑った。3日後、永眠。「よくがんばったよー、お父さん」。娘さんと奥さん、号泣された。

3つの色

ガッタンゴットン。大きな音が廊下に響く。水色のストレッチャー（担架風移動寝台）がお風呂へ患者さんを運んでいく。いつもは音なくスーと移動していたのに。風呂場で「せいのー」と寝たままの患者さんを特殊浴のネットに移す声がする。ストレッチャーは湯船の横で入浴を見守る。その水色のストレッチャー、ある時はＣＴ室に患者さんを運び、ある時は棺を乗せ、ある時は道路を走って、土手に咲いた桜の木の下に患者さんを運んでくれていたのに。

あの大きな音、一体なんなんだ、と原因調査に乗り出した。「これかー」。四つの車輪が傷つき、でこぼこになっていた。応急処置で粘着テープ何重にも巻いたが、すぐにガッタンゴットン。業者の人がやって来た。「あー、耐用年数過ぎてますー」。このところ、やってくる業者、業者、口をそろえて同じことを言う。見積もってもらった。車輪ひとつ交換４万円、合計16万円。ひゃー。だったらこの際、新品1台購入、と張り込んだ。色は同じ水色。診療所がオープンして20年、あのストレッチャーともお別れだ。

玄関と2階のエレベーターの横に、真っ赤な車椅子が合計6台ある。赤の車椅子は目立つ。ハデかと思ったが、意外と似合う。車椅子も診療所の働き者。「肩につかまって」と介護福祉士が言って患者さんを車椅子に乗せる。エコー検査やレントゲン検査の時、ラウンジでの催しの時、屋上で月や星や打ち上げ花火を見る時、文句も言わず重さに耐える。赤い車椅子も耐用年数は超えて、でも今も元気。

もうひとつ、戸の色が黄緑のエレベーター。今も色あせない。白やベージュや茶の建物の中で人目を引く。20年間、ともにいて心慰めてくれた色たちにも、深く感謝（2021年の12月10日、診療所は20周年）。

ダニーボーイ

「ありがとう」は日本人が一番よく口にする言葉ではないか、と思う。日常語大賞があれば、きっと最優秀賞を受賞する。

大吉じいさんは94歳。奥さんと娘さんを亡くして、婿さんと2人暮らし。楽しみは晩酌。婿さんが買ってきてくれる。「やっぱりビールですなあ。缶１本、３５０。それから日本酒、１合。うまいですわ」とカッカッと笑う。ちょっと面倒な病気を抱えているとは思えない。毎朝７時半に枕元の携帯電話が鳴る。三重に嫁いだもう一人の娘さんから。

その家へ往診する。居間には介護用ベッドと普通のベッドの二つ。介護用ベッドの真横に水洗トイレ器が設置してある。診察終えて「大丈夫です」と告げると「ありがとうございます」と一礼する。採血結果を伝えると「ありがとうございます」（以後Ａ）。往診鞄（かばん）を持って立つと「Ａ」。台所の横を通ると小型歩行器を押しながらまた「Ａ」。玄関で靴履くと「Ａ」。一礼すると「Ａ」。戸を開けるとまたまた「Ａ」、閉めると「Ａ」。合計８回。まるで「ありがとう」教の教徒のよう。

元気過ぎて往診を控えて半年が経ったころ、病気が再燃した。寝たきりになり入院に。娘さん、三重と鳥取、行ったり来たり。「お父さん」と呼び掛けても「Ａ」は出ない。なのに顔色と血圧はよかった。１カ月経った。「お父さん、がんばりすぎー」と娘さん。実家と診療所行ったり来たりして、最期を見届けた。

ラウンジでのお別れ会。死した父に娘さんがピアノを弾いた。アイルランド民謡の「ダニーボーイ」。歌詞の断片が浮かんだ。「いずこに今日は眠る／戦に疲れたからだを／休めるすべはあるか」。弾き終えて娘さん、涙拭きひと言。「ありがとうございました」

屋上

診療所の屋上に上がる。何周か歩く。ぼくの運動療法。冬は日没が早い。夜空に月や木星、金星が輝く。今週は冬至（とうじ）を迎えた。雪と寒さはこれから、でも日は長くなっていく、と思うと気も軽くなる。

病院の屋上、と言えば幻視に近いことだが思い出す光景がある。本の中（『続・死ぬ瞬間』、読売新聞社刊）に出てくる屋上。著者は精神科医のエリザベス・キューブラー・ロス（1926―2004）。がんと知った人が心の変遷をたどりながらそのことを受け入れていく、と世界に発信した人。

彼女が19歳の時、世界は第2次世界大戦のさなかにあった。母国スイスは平和を保っていたが、ナチスによるユダヤ人拷問、強制収容、大量殺戮（さつりく）のニュースが入ってくる。ドイツの多くの家族が河を渡って国境を越えようとして、マシンガンに撃たれた。彼女は、ナチスの手を逃れた人たちの難民キャンプでボランティアとして働く。子どものシラミを取り、疥癬（かいせん）の手当てをした。食料、衣類、オムツ集めに奔走した。そうして偉大な日を迎えた、と書いている。１９４５年のこと。

やってきたのは、「平和」だった。その時彼女はチューリヒの病院にいた。運べる患者を一人残らず屋上に上げた。車椅子で、担架で。屋上は患者たちでいっぱいになった。街の２００以上の教会が一斉に鐘を鳴らした。その鐘の音を患者たちに聞かせたかった、とある。鐘の音は想像以上に低く鳴る。空にも地にも響く。一人の老女が言った。「これで私、逝けます。これで死ねます。地上に平和が戻るのを見るまでは生きたい、とどんなに願ったでしょう」

鐘の音は言葉にはない力で、人間の悲惨を包む。今日はクリスマス。彼の地の病院の屋上にどんな鐘の音が響いてるのか、と思ってみた。

〔診療所いまむかし〕

#3　在宅ホスピスの原点

家で最後の日々を過ごすのはいいことだ。家は多くの束縛から離れ、大袈裟（おおげさ）に言うと解放区になりうる。病院医療やホスピス医療も悪くはない。時にはそこでこそ、という場面だってある。ただ家が持ってる原始性、自然性は死に一番似合う。家での死は、人の心の腑に落ちやすい。

「一人、腎がんの皮膚・骨転移の83歳の男性、入院願えませんか？」。近所の開業医さんから。開設して3カ月目の4月のことだった。ベッドの真横に水洗トイレが設置してある7号室に入院してもらった。入院当日、患者さん（安（や）っさん）が言った。「小便したい、トイレはどこだ？」。真横にある洋式水洗トイレを示すと「こんなトイレ、日本男子として恥ずかしい」と使用拒否。立って堂々と放尿できる面会者用のトイレに案内した。出てきて安っさんは言った。「家に帰る。あんなトイレは初めてだ。立った途端に水が流れ、終わってまた流れ、恐ろしいわ、帰るわ」。安っさんはトイレのことで診療所を蹴り、診療所の近くの自分の家に帰って行った。

翌日から訪問看護と往診、いわゆる在宅ホスピスが始まった。20年以上前のこと。家は大きなスーパーの近くの、平屋の小さくて古い二軒長屋の奥の家。古い木の引き戸。狭い玄関を上がったとこの、四畳半にビールケース8個を並べ、その上に薄い布団を敷き、そこに安っさんは寝ていた。隣の一畳くらいの台所に80歳の奥さんが立っていて、錆(さ)びたガスレンジが一台あった。「すみません、トイレ見せてもらっていいですか」とぼく。「構わん、あっちだ」と安っさんは頭の方を指さす。見て驚いた。昔の映画館にあった、アサガオという名の古い小便器。プーンとアンモニアの臭いと黄色のスジ。「何も食べません」と粥とミソ汁を奥さんが見せる。障子は破れ、映画スターのポスターが貼ってある。「この人こんなだけど若いころ、京都太秦(うずまさ)で映画のエキストラ、やってました」。確かに男前。看護師が点滴を始め家を辞すと、1時間半後に電話が入った。「先生、点滴の残りあと一寸(いっすん)ですわ。どないしたらよろしい?」。点滴の残量に尺貫法(しゃっかんほう)を使った人は安っさんの奥さんが初めてだった。

別の日、看護師に電話が入った。「大変です。じいさんのお尻から息するたんびに、生き物が出たり入ったりします!」。いっしょに駆け付けた看護師は一目で分かり、お腹を押さえ、肛門に指を入れ、生き物を取り出した。黄色のテニスボールのような糞。「これがほんとの分便(娩)」「看護婦さん、面白いこと言わはるわ。あんた、男やのに分娩やてー」。ついでに、と安っさんに聞いてみた。「人生で一番大切なことは何でしたか?」。安っさんはうっ、という顔をして答えた。

「金じゃない」。奥さん、「確かにないわ」と言った。「財産じゃない」「財産のざの字もないわ」。「誠意、誠意だな」「確かに、この人封切らず給料袋、渡してくれてたわ」。診療所を蹴った安っさんが放った「誠意」という言葉が印象深く残った。2週間後、電話が奥さんから入った。「なんか息がおかしいですわ」。訪問看護師2名と駆け付けた。静かないい死だった。

家の形も家族の形も変わってしまった。社会も大きく変わりつつある。在宅での看取りも一筋縄ではいかない。形を変えざるを得なくなっている。でも今でもぼくは内心、在宅ホスピスの原点は安っさんちにある、と思っている。安っさんち、今は草ぼうぼうの更地（さらち）。

4

2022年

はまだいこん

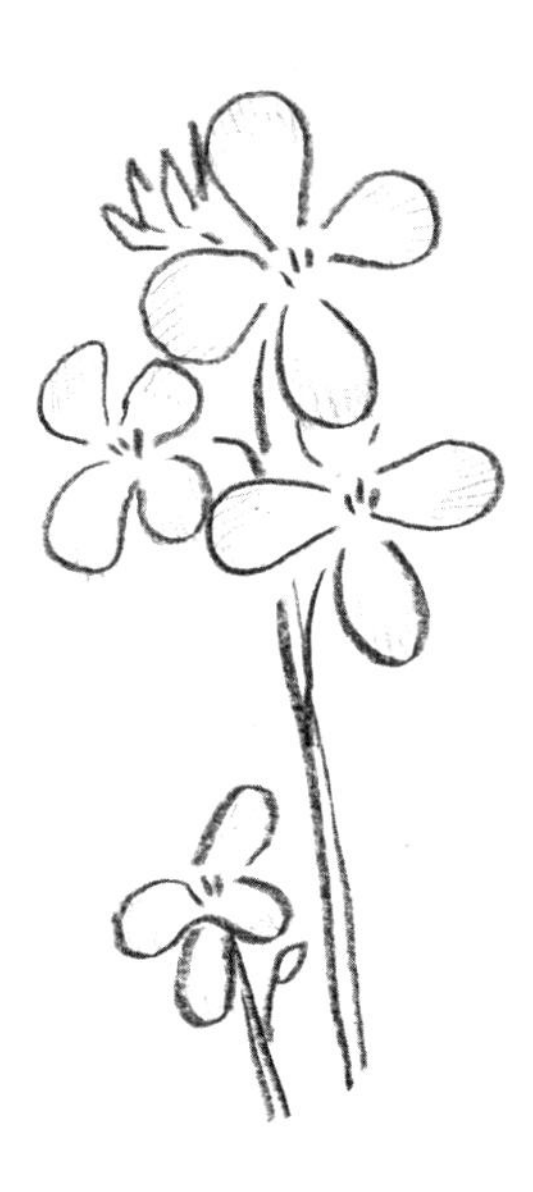

ナッルホイヤ

大みそかもお正月も雪だった。三が日が済んで郊外に往診。足跡もなく、雪が積もったままの家があった。81歳の男性、独居。「こんにちはー」。返事はない。上がる。「いますかあ?」。返事はない。「ハイー」と小さい声がした。ヤレヤレ。居間からでも台所でもない。玄関横の奥のお風呂から。家は古い。どこからでも隙間風。エアコンなし、石油ストーブなし。紙パンツ一丁で綿布団かぶる。冷える。「体、ぬくもらん」。それで朝から風呂に。1日4、5回入る。入ると出られない。

慢性心不全。処方された薬を飲み忘れる。雪のない日には自転車こいで坂道越え、市内の大衆酒場に行く。息切れして救急車で総合病院に運ばれたりする。看護師が訪問し、薬剤師も入り、やっと落ち着いた。「薬、飲んでますか?」と聞くと、「わっからんですな」と答える。壁掛けに、百円ショップで買った透明な薬袋。服用順守のようだ。「食欲は?」「わっからんですな」。「眠れますか?」「わっからんですな」。「困ることは?」「わっからんですな」。ついでに聞いた。「今年、どうなりますか?」「わっからんですな」。わっからん一筋の人。

　元日の新聞に探検家と美学者の対談記事があった。極北地帯の先住民で、カリブーやアザラシを捕るイヌイットに触れていた。生活は大自然の中、予測不可能で不確実。彼らの決まり文句は「わからない」を意味する「ナルホイヤ」。天気を聞いても予定を聞いても「ナルホイヤ」。その言葉を軸に生きている。考えさせられた。「分かる」社会に生かされている私たちにも大切な一語。

　何かとてこずるあの患者さん、イヌイットの血を受け継ぐ人ととらえるか。小さな「つ」を付け、「ナつルホイヤ」で今年の幕を開けてみた。

レトルト食

　病気で末期を迎えた時、人はどんなものを食べたくなるか。病期によっても食歴によっても違う。「すし」という人は多い。「中トロ、白イカのにぎり」。「巻きずし」「散らしずし」もある。「おうどん」や「あったかいソーメン」と言う人もいる。両方とものど越しがいい。「具なしミソ汁」もあった。「松葉ガニ！」と言った高齢の女性、丈夫な歯が残っていて殻もかじった。娘時代を山陰の浜で過ごした。値が高騰した今年だったら出せない。

54歳の食道がんの末期の男性。可能な限りの治療を終え、今後は治療せず、入院せず、点滴せず、痛みだけ取ってほしい、最後まで家で過ごしたい、と言う。奥さんを10年前に亡くし、社会人2年目の娘と高校生の娘と暮らす。「食事の準備は誰が？」と尋ねた。「自分でします」。返事にびっくりする。全身に病気は広がり、数歩歩くのがやっと。「レトルトです」。またびっくり。「おいしいですよ。あれなら食べられる。朝抜きで、昼にボンカレー」。日本で１９６８年、世界で初めて発売された歴史あるレトルト。「片付けも簡単ですしね。人に迷惑かけたくない。なるべく自分のことは自分でする」

人にはそれぞれの事情がある。この世のしまいなら、何か手作りのものをと考えたが、「そんな必要ありません」と一蹴。スープ、ハンバーグ、ハヤシライス、麻婆豆腐、タラコスパゲティ、和食惣菜、と何種類もあるらしい。「夕食に食べるのは、食道の通りもいいし、これが一番おいしい」。何だろう。「同じ会社の親子丼」。２人の娘さん、ニコッと笑った。レトルト食品って、冒険家や避難所の人たち、現代社会で忙しい日々を送っている人たちだけでなく、こんな状況下にある人の支えにもなっているんだと、初めて知った。

すいません

この冬もよく雪が降る。職員はあちこちから通勤している。山の方から通う人は「すごい大雪、80センチ」と嘆く。海辺の町から通う人は「ほんの3センチ」と申し訳なさそう。山雪のようだ。大寒を迎え、冬は今が本番。耐え忍ぶしかないこのごろだ。

正午を告げる一斉放送が街に流れる。水曜日の午前の最後、竹子さんの家に辷(ずべ)り込む。娘さんと2人暮らし、98歳。こたつに足を突っこんで寝ている。「明けましておめでとうございます」と声を掛ける。起き上がって「すいません」と竹子さん。「雪が降りますね」と言うと「ありがとうございます」。娘さんが「最近、耳が遠くて」。

診察する。心音も呼吸音もいい。「食べれてますか?」と聞く。「すいません」と竹子さん。「お通じは?」「ありがとうございます」。「夜、寝れますか?」と聞くとウンウンと頷(うなず)く。よく寝られてるのかと思ったら、娘さんの方を見て「なんだってー?」。医療や介護現場でのQ&Aは大学入試の共通テストのようにはいかない。皆、超個性的。竹子さんは何を聞いても「すいません」か「ありがとう」で応じる。

「今年の夢は?」と咄嗟に変化球を投げてみた。「イモ」と即座の返答。えっ、イモ? 人さし指を2本立て「これくらいのイモ」。老人は侮れない。竹子さんの夢って、懐かしい過去かも知れない。そう答えてすぐ「すいません」。処方の薬を娘さんと相談していると「ありがとうございます」とニコッと笑う。帰り際に「元気でね」と言うと「すいません」と頭を下げる。慌ててこちらも「すいません」と頭を下げた。

フッと思った。この二つの言葉を裏表に書いた団扇を持っておれば、日本のご老人たち、医療者たちのどんな質問にもコレッと応じられる。

湯豆腐鍋

「79歳女性、そちらの診療所を希望されてます」と総合病院の内科から。「どうぞ」。翌日の午後、救急車で来院。ちょっと動いても頻呼吸。「胸水(胸にたまった水)穿刺しても楽にならず」と紹介状にあった。酸素吸入を開始し、「初めまして」とあいさつすると「初めてじゃありません」。

「主人を家で看取っていただきました」。こんな時が困る。「ああ、〇村の×病の△さん」とすぐに思い出せない。「郊外の町営住宅に住んどりまして」。そこで思い出した。「たばこの好きな」。

「そうです、総合病院で叱られてこっちの診療所にほうられて」

たばこを吸う姿がよみがえった。1日3本と決めてたが守れず、揚げ句の果てに酸素吸入の鼻カニューレを焦がした。叱ると「家に帰るっ」。その時のカルテを探してもらった。平成17年1月。えー、17年も経ってる。その時の写真がカルテに貼ってあった。家の木製のベッドに男性は寝ていて、5歳の孫がその横でピースポーズ。座卓の上のコンロに昆布入り湯豆腐鍋がある。3人の息子が各自仕事の合間に食べていく。トラック運転手、警備員、建築労働者。焼酎もある。「湯豆腐かあー、ホスピス病棟の負けー」と思ったことを思い出す。あの年は大雪で、雪を掻き掻き往診した。次々に〇×△が思い出された。

夕方、次男が孫と来た。孫は背が伸び、えー、あの孫かあ、と思った。「俺の子じゃないけど、おふくろと2人で育てました。兄貴、わけありで家出て新しい家庭持って」。孫が「ぼくにとってお母さんです」と言う。すると息切れしながら「先生、頼みが、一つ」と患者さん。「次男、独身で、ええ嫁さん、見つけてやって」。えー、そんな場面じゃないのに、と思いながら、「えっ、はっ、はい」と答えてしまった。

梅の咲くころ

2月中旬の祝日のお昼前。回診で1号室へ。窓の向こう、隣家の白梅がちらほら咲いている。「頭が引っ張られ、目もまう」と80歳の広子さん。先日の輸血は効あり、顔色は少し回復した。腫瘍が頭皮に転移し、それに引っ張られて痛む。目がまうのはそのこととは別らしい。TVが冬の北京オリンピックを中継していて、見ていると目がまうらしい。「バックサイド　ダブルコーク　トゥエルブシックスティー、決めました！」。アナウンサーも興奮している。男子スノーボードの実況中継。何のことだかちんぷんかんぷん。「スキーは雪の上でしょ、これ、空の上でくるくるしてて、目がまいますわ」。「さあトリプルコークフォーティーンフォーティー、決めた、決めたー、金メダルー、日本、金！」

隣の2号室は静か。「オリンピックは見ません。面白うない。お金でしょ」と冷めている。製菓会社の元社長さん。「昔は素朴だった。今、原点を忘れとります」と厳しい一言。素朴で思い出した。広子さんの三男の除夜の鐘つきのこと。広子さんの村の高台には宗派の違うお寺が二つあった。村の子どもたちは大晦日(おおみそか)の夜、こっちの寺の鐘をつくと走ってあっちの寺に行き、鐘をついた。競って行ったり来たり、面白かったそうだ。鐘の音は合計二百十六。雪でも降ってたら、オリンピックの新種目に抜擢(ばってき)されるかも、と笑った。

7号室には寝たきりになって1年が経つ78歳のNさんがTVに見入っていた。写真愛好家で、カタクリの花や山のコブシ、四季の日本海を写してきた。「青い空をバックに、選手がクルクルッと舞う姿、シャッター切りたいと思って」といつもにない明るい顔。

わが家に帰ると、庭に数輪の紅梅、開花せんばかり。

けずり不動

立春が過ぎて七雪(ななゆき)、のはず。今年は崩れた。クリスマス前から7～10日ごとに街にも除雪車が出動する。往診先のご老人いわく「2月の雪はもう怖あない。昔の雪を思うと可愛い」と余裕。もっともだ、と思う。でももうとっくに7回を超えて降った。北風も強い。雪がやみ、晴れ間が、と思ってもすぐに黒雲。ホワイトアウトの猛吹雪。可愛いどころではない。梅も開花を控える。

春、来るんだろうか。

往診の依頼。市内の路地裏。道には25センチの雪（まあ少ない方だが）。轍があるが、曲がり道ごとにガタンガタン。駐車場なく、幅の広い道端に止めて歩く。長靴を脱ぎ、患者さんの部屋に。「あっ先生、頼みます」と96歳の白髪の女性が手を合わす。こちらも手を合わす。病巣は肺、高齢でも腫瘍の増殖に勢いがある。

総合病院の先生からエンディングノートに自分の心づもりを、と言われている。「延命はいいです。早く逝かせて下さい」。「あ、はい」と小さく答える。「はあ？」と女性は聞き返す。「おかあさん、耳遠くて。私、嫁ですが、娘みたいにしてもらって。とってもいい人、長く生きてほしいー」。「あ、はい」と答える。息子さんは横にぽつねんと立っている。

診察を終えて、失礼しようとすると玄関で「おかあさん、小豆島でお遍路した時、これもらって」。３センチ大の小さな炭色の板を箱から出された。表に坊さんのような姿が彫ってある。裏側を刃物で削り、布に載せて患部に当てるそうだ。「そうすると治るものは治るし、ダメな時も苦しまずに浄土に参れるそうです。このけずり不動、使っていいですか」。小さな炭板が持つ二つの働きに降参。緩和ケアのご本尊さんだ。「あ、はい。もちろん」と答えた。

外に出ると風が吹き、粉雪が舞っていた。

太陽うがい

道端に除雪でできた雪の山が連峰のように並ぶ。３日間降り続いた雪はすぐには解けない。南からの春一番を待つしかない。

２月の末の日曜のお昼、お見送りをした。56歳の男性。見送る家族はいない。夫婦、兄弟、親子の関係を壊したのはご本人。誰もが遺体の引き取りを拒否。人の真実の姿、と言えば言える。哀れとか寂しいとか思わない。霊場での事々を処する人がいないのが困る。市役所は土、日は休み。どうしようか。「いざとなったら、うちがもちます」と旧知の葬儀社の社長さん。「いや、それなら半分はうちで」とぼく。「え、じゃあ割り勘?」と社長。どんな場面でも仲間がいるというのは心強い。

午後は散歩に出る。雪がなくて歩きやすい道ってどこだろう。砂丘のラッキョウ畑が浮かんだ。海沿いの辺り、雪は市内の４分の１以下。同じ市内でもこれだけ違う。雪に覆(おお)われた畑もあった。ニョキニョキと雪を破る物あり、高さ20センチ。去年の花をドライフラワーにした茎が並ぶ。隣の畑に雪はなく、緑の葉が地に張りついていた。ラッキョウの息吹が雪を解かしているよう。荒れる日本海の波の音が響く。あちらこちらで白い波が舞っている。高台の畑でくるりと回って帰路に向かうと、西の空に太陽。うすだいだい色の光がおだやかに広がる。思わず口を開け、口の中に日の光を入れた。上空を見上げ、光をのどのもっと奥へ、奥へ。

咽頭は空気も水も食べ物も通っていく。花粉も細菌もウイルスも入ってくる。うがいはのどの健康を守る。口を開け、ガラガラと太陽に言ってみた。〈太陽うがい〉。見ている人は誰もいない。口をタテ、ヨコ、ナナメ、ひょっとこのようにしてもう一度ガラガラー。ラッキョウ畑に一人。

病室に歌声

スーパーの駐車場の片隅に、うずたかく積まれた雪も、高さ2メートルくらいに減ってきた。道端の雪も完全に消えた。夕方の6時を過ぎても空は明るい。屋上に上がると、天空に半月がかかる。夜の7時前には患者さんの食事も終わり、病棟では当直の看護師が部屋回りを始める。

「こんばんはー、いかがですかー」

ぼくも巡回。８号室の患者さんは家に引きこもり、１日にクリームパン１個とコップ１杯の牛乳だけ。やせてトイレに立てず、息子も介護にくたびれ、入院した。病室の戸の開く音にも敏感。「怖いです」とおびえる。「はるーは、なーのみーの、かぜーのさむさやー」と突然ぼくは歌い出す。「あっ、早春賦（そうしゅんふ）。この歌、好きです」と顔がゆるむ。「ときーにあーらずーと、こえもたてずー」、80歳のその女性も歌う。

17号室は87歳の腎不全の女性の部屋。合併症の進行で片方の足をひざの下で切断しているが、どことなく女将（おかみ）の風格。その人柄が人気。巡回すると目を閉じ、「とーしのはじめのためしとて、おわりなきよのめでたさを」とくちずさんでいる。２月も３月もこの歌。別の時は「うさぎ、おいし、かのやまー」や「からすなぜなくの、からすはやまにー」。

ラウンジで日勤を終えた看護師がピアノを弾（ひ）いていた。「みかんの花咲く丘」。青い海の向こうの船が浮かぶ。続いて「見上げてごらん夜の星を」、坂本九さんの歌。幸せを願う小さな星が浮かぶ。多くの病室は希望を失い、絶望し、その絶望にも疲れ、無表情化している。そんな病室に希望の歌なんてと思ったが、希望ってやっぱり人の心を支えるんだな、と思い直して聞いていた。

隣の空き地の沈丁花（じんちょうげ）、この冬のさんざんの雪に屈し、閉じていたが、茎に葉、蕾（つぼみ）、何かが動き始めた。

ベッドで敬礼

この診療所のこと、知り合いから聞いてきました、という患者さんもある。入院になると、元の病院からの紹介状を読みながら家族と話し合う。「この人、なーんも言わん人で、病院に行ったら手のつけようがないって」と奥さん床を見る。本人の職業を知り、口が重い理由が分かった気がした。73歳、寝たきり、警察官。

病室で聞いた。「痛みは?」「ありません」。「食欲は?」「ありません」。「夜眠れんことは?」「ありません」と天井を見る。こんなQ&Aでは、何も深まらない。自分の言葉で語ってもらって難しい。「現役のころの苦い思い出ありますか?」と聞いてみた。「あります」と視線がこっちに向いた。「犯人、逃した」。何の犯人だろう。「傷害? 薬物?」「いや、泥棒です」「強盗?」「いや、賽銭(さいせん)泥棒」。「嘘(うそ)つかれ、追いつめたが、取り逃がした」。とってもくやしそうだった。

2週間が過ぎた日曜、奥さんが面会に来た。ラウンジで最近の様子を説明した。忍耐強い人ですね、と感想を言うと、「生真面目な人です」。雑談してると奥さん、こんな話をした。県内の温泉街にストリップ劇場があった頃、捜査に入った。仲間は浴衣姿で観光客を装う。芸が一線を越え、逮捕となったが、後で経営者が言った。「一人、視線が真っすぐなのがいて、ヤバイと思った」

　別の日のことを思い出した。「仕事で思い出深いことは？」と聞くと、「成田空港の開設闘争（三里塚闘争）の時、成田に出動しました」と言って、布団の中からサッと手を出し、敬礼した。細い腕と手がスーッと一直線。凛とした顔だった。

「これ飲ませていいでしょうか？」と奥さん。手作りの具なしミソ汁。「一口飲みたいって、メールで」。それを持って2号室に向かわれた。

ハマダイコンの花

　動き始めた沈丁花、みるまに一斉に開花、ほのかな香りが漂う。もっとゆっくり順番に咲いて、と願うのは人間の欲。花には花の事情がある。

　春彼岸の3連休の最後の休日。午後になって空が晴れ、ちょっくら散歩に。ラッキョウ畑のそばの空き地にハマダイコンが群生していて、白紫の花びら四つの花がポツリポツリと開き始めていた。通る人なく、そっと花泥棒。病棟に持ち帰って詰め所で「病室に一輪、よろしく」と頼んだ。野の花はどんな花でも病室に似合う。

15号室の薬剤師さん。81歳になって物忘れが進んだ。パーキンソン病もあって小さな転倒を繰り返す。「えっ、私が、転んだ?」と転んだことも即失念。病室におじゃまするとおだやかな顔で「あっ、先生」と笑う。「わざわざこんなところまで来ていただいて」と続く。病室は自宅の居間に置き換わっている。「きょくー、しょくー、です」。「恐縮です」とおっしゃってる。その部屋に一輪の花を届けた。「きれいですね、この花、可愛い」。花の名をお教えする。「えっ、大根?　浜大根?」。掘ると野生の小さな大根がくっついてます、と言うと、「へえー、小根?」と返ってきた。認知症と言いにくい。小根のおろしで鰺(あじ)のタタキを食べると辛みが利いておいしい、と言うと、「キュッといっぱい、いいですね」。隣の病室には昼前に救急車で運ばれたがんの老女がいる。ハマダイコンの一輪が病室の壁に掛けてあった。老女は眠っている。

詰め所で連休明けの各種指示を書いていると、「これ」と4号室の血液病の患者さん、即座に描いた白紫の花の水彩画を届けてくれた。回診するとどの部屋にも目立たぬ所に花一輪。ハマダイコンが患者さんを見守っている。

春嵐（はるあらし）

3月26日の土曜日、西日本は低気圧に襲われ、突風が吹き荒れた。朝、診療所の玄関に並んでいた自転車は軒並み横倒れ。入り口の面会注意事項を書いた掲示板も吹っ飛んだ。やってきた人の帽子が駐車場を転がった。その日はコロナワクチンの接種日。血液検査会社から「飛行便欠航のため、本日検体の集荷不能」と一報。「停電になって、在宅酸素濃縮器が止まってるんですが」と家族から電話。「息が止まったようです」と別の電話。急いで往診用の車に乗った。赤信号で止まると車体が風で左右に揺れる。到着すると60代の息子さん2人と50代の娘さんの3人がベッドサイドに立って、98歳の母の手を握っていた。39日間の家での健闘をねぎらった。台所を借りて診断書を書かせてもらう。

昼前、救急車が来た。総合病院での治療が終わり、ゆっくりとした時間を過ごしたい、と転院。病室の外、隣家の庭の枝々が大きく揺れている。昼過ぎて8号室の弘じいさんが亡くなった。心不全と肺炎を繰り返したあとの老衰。お別れの水は大好きだった焼酎の「いいとも」。霊柩車（れいきゅうしゃ）に移る時、弘じいさんの白い布団が風で飛ばされそうだった。一列に並んだ看護師さん、サッカーのペナルティーキックのボールに立ち向かう選手たちのように、風に立ち向かった。かがんだり、ジャンプしたり、背を向けたりして髪は乱れた。見たことがない強風の中の一礼。

夕方、いつもの散歩道に行った。山はゴウゴウとうなり、竹やぶは弓状にしなり、道は倒木で遮断。最大風速34・2メートル。夜にも電話。がん性疼痛(とうつう)を訴える若い人から初めての往診依頼。もう身も心も起動しない。うどん店の「準備中」の札が浮かぶ。行った。アパートの4階。両背に激しい痛み。夜更けるまで、春嵐は続いた。

白い細片

「外線です、東京から」と受付嬢。「突然にすみません」と男性の声。「フリーの女性編集者ががんの末期で、そちらに入院出来ないかって。胸には水が溜(た)まってるようです」。その編集者、知っている。ぼくの本も作ってくれた。何度も診療所に来てくれた。東京は遠いな、移動中に急変もありうる。家族のこともある。死後、骨になって帰るか遺体のままかも考えないといけない。

「東京のままがいいと思う」と即答した。メールアドレスを女性に、と伝えた。

数日後、男性からレターパックが届いた。中に小冊子があった。診療所発行の通信に掲載された写真や言葉を編集して自分の最後の仕事にと言ってる、と書き添えてあった。病状の全てを知った彼女は、一時期を息子と家で過ごし、最後は東京のホスピスに入り、他界した。「骨を持っていつか鳥取にお邪魔します」と男性からハガキ。

4月の上旬の土曜日、うららかな春の日。男性は女友達2人と診療所にやってきた。「ご苦労さまでした」と労(ねぎら)う。「骨は?」と尋ねた。男性は肩掛けバッグから小さな透明の袋を取り出した。白い骨の細片。骨になって女性は診療所を訪れた。ぼくは深く一礼。玄関先の立ち話で、あの冊子、形にしたいと伝えた。屋上を案内した。街の中心を流れる袋川沿いの桜並木が見える。3人を車で桜土手に送り、桜の下の散歩ご賞味あれと別れた。そのあとぼくはもう一つの川、千(せん)代(だい)川の広い河川敷をめざした。小冊子の菜の花の写真が雲で少し暗いので撮り直しておこうと思った。今年の河川敷、遠くまで続く一面の菜の花。往診車を道端に止め、黄色の中に飛び込み、春の青空背景にパチリ、パチリ。よい小冊子を届けねばと、パチリ、パチリ。

桜と平和

この冬、雪は消えるとまた降り積もる、を繰り返した。2カ月間も。「こんな年も珍しい」とガソリンスタンドのお兄さんと言い合って空をにらんだ。ガソリン1リットル＝173円の表示板もにらんで「こんな年も珍しい」と大きな声で言ったがお兄さん無言。

冬の雪のおわびなのか、桜はよかった。開花宣言が3月27日。その後、いつもになく温和な気候に恵まれた。小学校の入学式にも間に合った。桜は不思議な花。日本人の心をつかみ、心の一部をさえ形成する。ぼくは今も桜に魅せられる。蕾が膨らむころから町の桜土手を歩いて回る。散歩の歩数もついつい伸びる。開花近くになると花芽がピンクに染まる。何か生き物（生き物なんだけど）の気配がしてくる。2分咲きは可愛い。5分だと枝が色づく。満開になるとモンゴルのパオ（ゲル）のように木が膨らむ。こんな所にも桜が、ここにも。咲いて初めて知る桜樹のありか。

4月13日、桜散り、葉桜。ざっと2週間、雨、風の仕打ちを逃れ、桜と共に過ごせた。「こんな年も珍しい」とガソリンスタンドで。「ほんとです」とお兄さん、笑顔。里山のこぶしも今年はたくさん咲いた。冬を越え、春を迎えて日本人のぼくの心はほっと一息。

診療所の病室のテレビは、桜開花の1カ月前から、連日ウクライナの惨状を映像で報じる。この世のことかと思う瓦礫（がれき）と死体の散乱。まごうことなくこの世のこと。がんの骨転移で背の痛みを訴えたシズさん、痛みが軽くなって「咲き始めました」と窓の外の1本の木を指す。ソメイヨシノに遅れて咲き始めた山桜。この春、平和は脆（もろ）くも崩れると教えられた。穏やかな桜日を守るためにも私たちは、この国に何をし、世界に何ができるのか。

流れ星葬

往診先に大きなゴールデンレトリバーがいる。ベッドの横を歩き台所を回り、タオルをくわえやってくる。

「娘は、」と患者さん。東京で仕事をしているとのこと。仕事を聞いて驚いた。「人工流れ星です」。あれって鳥取の人のことかあ。「あの子は破天荒（はてんこう）なとこがある、って主人が自慢してました」。ご主人は3年前他界。人工流れ星、面白そう。往診なのにいろいろ質問してみた。ゴールデンも隣に座って話を聞いている。舌もくちびるも大きい。

「宇宙飛行士に頼むの?」「いえ人工衛星にビー玉のようなものを乗せて」「誰が放つ?」「地上の操作で、場所と時間を設定して」「NASAの仕事?」「いえ、このプロジェクトのために研究者に協力してもらい、寄付金を自分で集めて」。ゴールデンは、台所へ。

流れ星は自然なのがいい。でも自然のはなかなか見られない。そこで人工流れ星か。きれいで平和の使者になるならいいいか。今の世の中閉塞感で満ち満ちる。人工流れ星は闇を開く希望の星になるかも知れない。

でも人工流れ星、誰が必要とするんだろう。「娘にも聞いたけど、プロポーズや結婚式に」。誕生日、ひな祭りや端午の節句もあるかも知れない。待てよ、と妄想が走った。亡き骸の骨をビー玉にして「流れ星葬」に打って出る人はないだろうか。亡くなった人にもう一度会いたいと願う家族が流れ星を希望するかも知れない。診療所の屋上で夜空の流れ星に皆で一礼、が未来のグリーフケアの姿になるかなあ。

「私も娘の人工流れ星見てみたい。今年は成功するかなあ、でもそれまで生きてるかなあ、無理かなあ」と患者さんはおっしゃった。ゴールデンが台所から戻ってきた。

麦のストロー

2階の詰め所に青麦が届いた。「看護師のMさんに」。Mさん、2年前退職。「そうですか、じゃあどこかに。お世話になりましたから」。スラーと伸びた背丈85センチの姿勢のいい麦。ガラスの花瓶に分けて一つはラウンジの床の上に、一つはカウンターに。病室にも配られた。一本の麦を見ていると節と節の間を使えばストローになると思った。どこかで見た。切ってみる。節と節の間は確かに空っぽ。コップに水を入れ吸ってみた。水が口の中に入ってきた。実験成功。早速厨房（ちゅうぼう）に麦10本持って下りた。「ストローを作ってー」「かしこまりましたー」

はて、何を飲んでもらおう。吸う力のない患者さんの方が多い。でも、何人かは吸える。近くのスーパーへ走った。ドリンクコーナーでコーヒー牛乳1リットルとイチゴ牛乳1リットルを買った。帰るといろんな長さのストローが用意されていた。

「飲み物、いかがですか?」。午後のティータイム、看護師が客室乗務員さんのようにワゴンにドリンク（あっ、麦茶忘れた！）を載せ病室を回った。夕方の回診の時、歩くと息切れがして病室にこもる77歳の女性が言う。「おいしかった。麦のストローって、私初めて」

あくる日の午後、一人暮らしのヨシ子ばあさんがラウンジの麦をじいっと見ていた。実家は農家。米も麦も何でも作った。「これは大麦。小麦はちょっと小さい。大麦はおいしい、米に混ぜて食べた」「父親は内緒で大麦と麹（こうじ）で自家製ビールを作って飲んでた。村の者も。トロッと甘くてうまい。税務署が来て、みんなが隠して。ははっ、あのころが懐かしいわー」。米だけじゃなく麦のドブロクって、あったんだ。

青麦のおかげで、診療所にも新緑の風が吹き抜けていった。

でも、

医者には話しにくいことも、看護師さんなら話せる。よくあること。

「17号室のK子さん、若くして夫を亡くし、苦労して3人を育てられたそうです」と担当看護師。90歳のK子さん、5年前の手術以来たくさんの治療を受けてきたが、末期となった。胸水も腹水（ふくすい）もある。

2人の息子と1人の娘に病状を説明する。息子たちは忙しい。娘はK子さんのそばにいつもいてあげたい。娘に夜通しそばにいてもらうことにした。看護師が言う。「娘さん、総合病院で病名告知、厳しい余命告知を受けられたそうです。頭では分かっているのに、でも、一日でも長くって必死に言われます」

15号室には65歳のS男さん。元ヘビースモーカーでお酒も大好き。肺は荒廃化し腫瘍も増大化。「VSOP飲みたい、末期の水だあ」と若い男性看護師に叫んだ。看護師、慌てて詰め所に戻ってきた。「VSOPってなんですかー」。高級ブランデーの名だよと言うと昼休憩に買いに走った。患者さん、満面の笑みで一口。「お前も一口ー」。S男さんユーモアあり皆を笑いに誘う。奥さんが詰め所で語ったことがカルテにあった。「長くなくていい、痛くないよう、しんどくないよう、と妻。でも、うちらもう少しいっしょにいたい、とも」

面会制限のある総合病院から海辺のわが家に帰ってきた68歳の寝たきりの男性。「落ちつ、いたら、また、治療も、受けたい。リハ、ビリ、も」と居間で途切れ途切れに話す。呼吸数は50回／分。吸入酸素は4リットル／分。「2、3日が限界のようです」とぼくはそっと台所で。「分かります。でも、私たちお父さんに毎日会ってたい」と奥さん。「ムリかあー」と居間の方で天井を見上げて男性が叫んだ、と看護師が教えてくれた。

高齢社会

薫風(くんぷう)のころ。1年で一番過ごしやすい。冬の肺炎、夏の脱水の中間期で、病状も落ち着いてるので外来の患者さんも足を運びやすい。薬を処方したら一仕事が終わる。ついでに世間話。この月曜のこと。

山根のおばあさん、心不全があるが歩いてくる。昔、大阪の病院で付添婦。「若いころは患者さん背負って階段上って。今はうちが背負われる」と笑う。「お齢は？ 90歳？」とカルテをチラ見して尋ねると「いやいや」と指を2本立て「93」と言う。正解なのに指が違ってた。

「2回目からはカード振り込みでと指示され4千円振り込んだのに薬が届きません」と、次は元しっかり者の恵子女史、90歳。足が痛く、ピッタリの民間薬が新聞広告にあって、それに手を出したら振り込み後から応答なし。「私、だまされたかも」と女史。「そうかも」とぼく。

近くの小規模多機能施設から月に1回車椅子で通う百合子さん、97歳。寡黙(かもく)でいつも上品にほほ笑んでいる。手のかからない静かな人と思ったら「違うんです」と介護スタッフさん。「夜、自分の部屋に戻られるとあほう、バカ者と壁に大声で怒鳴られるんです」。いい、それでいい、と思う。私たちには人間の部分しか見えていない。人間って、もっともっと分っからんもん。

昼近くになって38度に発熱した母を診てほしい、と往診依頼が入る。今の世、以前のようにひょこひょこと家の中に入れない。防護服を着てコロナ抗原テストを実施し、陰性と判明してからでないと診察はできない。陰性。「入院はいやで、家で終い（しまい）まで診てほしい」と70歳の息子さん。抗生剤入りの点滴をした。「痛い！」と患者さん。看護師が手を押さえる。その患者さん、103歳。

立夏（りっか）過ぎ、小満（しょうまん）過ぎ、月日は早い。

方言の拒否語、否定語

病棟では1時間から数時間ごとに看護師や介護助手、厨房さんが訪室する。「いかがですか？」と尋ねる。トネばあさんは若い男性看護師に「キガワリイ」と叫んだ。この話は以前にも書いた。彼は岡山出身。どこが悪いのか分からない。いろんな病室で「胸が悪い」「腹が悪い」「目が悪い」「ひざが悪い」と訴えられる。きっとどこか悪いのだと真面目に思う。「どこが悪いですか？ここですか、ここですか？」と胸、腹、目、ひざあちこち触る。触(ふ)れれば触れるほどトネさんは「キガワリイーチュウノニ！」と眉間(みけん)にシワを寄せる。どこかが悪くて顔をゆがめておられる、と看護師。耳元で大きな声で「どこが悪いですか？」と改めて聞いた時だった。「ホンニキガワリイーナ！」と背を向けられた。慌てて詰め所に戻って先輩看護師に聞く。「どこが悪いとおっしゃってるのでしょう？」

「キガワルイは気が悪い、なの。うるさい、ってこと。そっとしてあげましょう」とアドバイスを受けた。文字だとキガワルイの5音。ぼくの田舎ではキャリイの4音に短縮され、拒否語として使われていた。

　午後、郊外の郡部の村に往診。91歳の患者さんは梨や米を作って家や村を切り盛りしてきた苦労人。病気はゆっくり進行。食事量も減った。トイレにも立てなくなった。跡を継ぐ息子さんが「痛うないか？」と尋ねる。「サナコタナイ」と答える。訪問した例の男性看護師が首をかしげる。初めて聞く言葉。息子さんが尋ねる。「食欲ないか？　ごくんができんか？　しんどくないか？ほんとに痛くないか？」「サナコタナイ」を患者さんは繰り返し、凛として天井を見る。「そんなことはありません」とは響きが違う「サナコタナイ」。短い6音の否定語には、患者さんの人柄や人生がにじむ。

魂のありか

長年の寝たきりのあと、いよいよの時を迎えた老女。口からは何も入らず、点滴だけでやってきた。一日の点滴は250ccだけ。手首の脈も触れず、呼吸も弱々しい。毎日、朝夕の2回、顔を出し耳元で「おかあさーん」と長男。「覚悟はしてます。これで母も楽になれます」

弱々しい呼吸、止まったかと思うとまた始まる。「父の時もこうでした。父の最期、私、魂のようなものが顔から抜けていったの見たんです」。その瞬間から顔色があせ、死が訪れたそうだ。「母の顔、まだどこか命が残っています」。それから呼吸が止まり、首にかすかに触れていた動脈も止まった。「母の魂、抜けていったようです」と長男。看護師も頷き、私も頷き、死を告げた。

「魂が抜けていく」という表現、非科学的のようにも聞こえるが、そう言われれば、そんな気もする。完全な心停止、呼吸停止を迎えると、身体を巡っていた血液や体液は一瞬で停止する。浜辺で、波が寄せ砂が海水で潤い、波が引き、砂浜から海水が抜けると砂は一瞬のうちに表情を変える。それに似ている。

逆の言い方をした婦人もあった。脳梗塞(のうこうそく)の後遺症で寝たきりのご主人を何年も家で介護し、最期も家で看取った農婦。ご主人は息を引き取った。死の時、「主人の魂がすーっと私の心に入ってきたんです」とおっしゃった。魂って何だろう。誰もが「これです」と提示できない、見ることもできない。なのに「魂」という言葉は、世界中にある。

人から抜け、人へと入る魂。人に限らず、地上の万物に宿る魂。地上に限らず、うーんと広い空間に浮遊する。魂はいのちの素(もと)で、死の後に生まれるものでもある。死を前にすると、魂を透視する力が人間に生まれ、育っていくのかも知れない。

田植え

「いつまで生きられますか?」。臨床ではよく聞かれる。医者も看護師も分からない。家族はおよそを知っておきたい。そのおよそが分からない。「正月までは」とか「桜が咲くまでは」「米寿の誕生日までは」「孫の結婚式までは」と言われる。誰もが目標を持って、少しでも生きていたい、生きていてほしい。いのちっていい、ありがたい。

レイさん、85歳の女性。食欲なく総合病院で検査したら手術不能の腫瘤（しゅりゅう）がおなかにあった。余命1～2カ月と言われて転院。腹膜炎（ふくまくえん）もあり食べられない。点滴での治療となった。「先生、これは治らんかな」「ここが痛みますなあ」。長年、米を作ってきた、4反（たん）。子や孫が面会に来た。県外からも。慕われていた。長男、長女は毎日顔を見せた。2カ月半経過。レイさん次第にやせ、苦しくなった。家族会議で「ウトウトとする薬、頼もう」となった。ポトン、ポトンと薬が落ち始めた。

「できたら5月29日まで、生きててほしい」と長男。「何の日?」と聞いた。「田植えです」。レイさんの耳元で「田植えですってね」と言い、ついでに米の品種を聞いてみた。「ひとめぼれ」と即答。「田植えの日は母、毎年現場監督で、うれしそうでした」と長女。

「田植えまで生きてー」は初めて。無事5月29日が過ぎた。息子も娘も喜んだ。6月に入った。レイさん終日眠った。脈は触れる。「いつまで持ちますか」と息子。ぼくは思い切って「夏至、にしましょう」と言う。「げ、げしっていつだ?」と長男。

亡くなったのは6月11日の夕方。夏至に届かず。長女、病室で大泣き。涙拭き「あの日、田植え無事済んだって言ったら、いい顔して頷いて」とまた大泣き。見送りすると、空には6月のまあるいお月さん。

夜中の看取り

よく聞かれる。「休み、ってあるんですか?」「ある、ようなないような」。「ゴールデンウィークや正月は?」「うーん、ない」。「いつ寝るんですか?」「夜12時半から朝7時前」。「夜中に起きることは?」「トイレに1回は起きます」。「仕事がハードですが睡眠、それで十分ですか?」「亡くなった友人の精神科医の浜田晋（すすむ）は昼寝のすすめ、を書いて実践してました。30分寝られると一日持ちます」。「夜中に起こされることは?」「あります」

「最近、夜中に起こされたことありますか?」「今月は多かった。4日前の夜中の3時、85歳の肺がんの女性。海の近くの家で8カ月過ごされました」。「夜中の運転って怖くないですか?」「暗いしね。でも車は少ないから助かります。少し飛ばして」。「ドクターは何をするんですか?」「心肺蘇生はしません。大概、死は一目で分かりますから。家族と看護師とで別れの水で唇を拭きます」。「水ですか?」「コーヒーや、ビールもあります。この日は紅茶。亡くなられた時刻を告げ、診療所に帰って死亡診断書を書きます」。「他には?」「おとといの朝5時は病棟でした。

もう明るい。脳転移のある71歳の女性。意識がなくなっても抗がん剤を切望していたご主人が手を取っていました。その肩に看護師が手を」。「2日連続ですか？」「いや昨日は、郊外の家で11カ月過ごした71歳の女性が午前2時に他界です。肝転移が進行してからも娘や孫と何度も外食を楽しまれて。あの店星一つ半、みたいな評価が面白かった。死を承知されて迷いがなかった」。

「続きますね？」「ええ」

「どうして夜中、起きれるんですか？」「えっと、使命というか罪滅ぼしというか、長年の癖というか」「はあっ？　癖なんですかあ？」

気が落ち着くところ

夜の豪雨の翌日は梅雨明けのような暑さ。6月の土曜の午前、「家に帰ろう」プロジェクトが動いた。「このまま入院してたら、皆さんに迷惑かける」と77歳の女性。病状の進行がゆっくりなことに罪悪感を覚えた。18年前のがんの手術後、病状は一進一退。今年になって胸水がたまり、入院。胸水穿刺後はまた一進一退。「私だけが5カ月も病室占領して申し訳ない」と俯(うつむ)く。ピアノが流れるラウンジにも出ず病室に引きこもる。猛暑到来で食欲が落ちやせた。「家がいい。でも、兄に迷惑かける」と俯く。「迷惑」が頭を占領している。未婚同士の兄妹の2人暮らし。家は郊外の農村のはずれ。下の世話まで兄には頼めない。

「妹が家がいいって言うなら、わしが最期を看ます」。「ほんとは、家がいい」と女性。そうならそれー、と冒頭のチームが2台の車で動いた。地図を見ても分かりにくい。在宅チームのイの一番は、その家に無事にたどり着くこと。先頭車に受け持ちナースと在宅ナースとぼく。2台目に患者さんと酸素濃縮器ともう一人の在宅ナースに介護福祉士。山道に入って、左に曲がって細い橋を渡って左に折れて右に折れる。夏日の中、兄さんが迎えてくれた。所要時間、25分。夜中は迷いそう。

古い木造家屋。栗の木の縁側。4人で抱えて木製ベッドに「よいっしょっ」。「うれしい、気が落ち着きます」。久しぶりに見る笑顔。整理整頓した兄さんが訪問看護師に聞く。「何も食べん、水だけでいいですか?」「点滴が24時間落ちてます。看護師、毎日来ますから。急な用はいつでも診療所に電話を」

確かに家はいい。自然がある、天井や障子、家財道具がその人になじむ、思い出がある、懐かしい匂いがする、風が通る。「やれやれ、ありがとう、ございます」と兄と妹。

お茶配り

猛暑の最中(さなか)の午後3時。「お茶ー、お茶いらんかなー」とやかんをぶら下げた男が病棟の廊下を歩く。「1杯下さい」と5号室から声がかかる。73歳の女性。「こっちの茶わんが可愛い」。茶を半分入れると「それで十分」。お茶は厨房さんが沸かしてくれた焙(ほう)じ茶。直径25センチ、高さ20センチのこげ茶のやかんに小分けしてもらったもの。「お母さんにも飲ませてあげたい」とその女性。10年前に他界されてるお母さん、今も家の2階にいると信じている。

「私もお茶下さい」。隣の4号室、85歳のクリスチャンの女性。「この白磁のが好き、暑くてのどが渇いて」。男が氷を一かけ入れるとカランと音がした。「夏は麦茶か焙じ茶。私ね、ここに来てよかった。奇跡だと思う」。白血病だがステロイドや輸血が功を奏した。「神様の所に行くって覚悟してるのに」と笑う。やかんを見て「いや、いい色、いい形。どこで?」。やかんは20年前、京都錦(にしき)市場の名店で求めたもの。「渋いわー」

「3時のお茶?　アリガトウ」。16号室のベルギーから日本に来て50年になる92歳のヨハネさん。

枕元には聖書。日本の障害者施設で介助者として働いてきた。食欲がなく、元気もない。脳出血の後遺症はある。高齢のせいかなあ。「ベルギーのワッフル、友だち持ってきました。食べて下さい。お茶、アリガトウ、いただきます、アリガトウー」。大きなアリガトウーーが廊下に響く。

7号室の夏子さんは草色の歩行器で廊下を終日散歩する。「お茶、好きです」。認知症があり「畑に荷物忘れました」「100万円の入った財布、川に流されました」を繰り返す。「私も1杯」と立ち飲み。「お茶ー、お茶いらんかなー」、男はやかんを手にラウンジの角を曲がる。

それこそ

外来風景。「どうです、体調は?」「ぼちぼちです」と患者さん。米国なら「good」か「bad」あるいは「not good」か「not bad」ではっきりしている。「食欲は?」「そこそこ」。「お通じは?」「まあまあかなあ」。困るのだ、あるのかないのかはっきりしてくれないと、と裁判官なら困るかも知れない。臨床は黒か白かに決まらない。「夜寝れますか?」「うーん」。寝れる日もあり眠れぬ日もある、夜中に3回トイレに起きる、寝過ごす日もある。人間の世界に、暮らしの日々に二者択一問題は向いてない。

日本の患者さんは正直なので、問いをまともに受け止め悩む。「○です」「×です」と即答できない。「とりあえず食べてます」「大体便通はあります」「一概にはちょっとー」などの答えが多い。「一昨日の昼は食べれたが昨日の夜、食欲なかった」「一昨日は寝つけず、昨日は爆睡でした」。日により時刻により全てまちまち、答えはいつもあいまい。特に地方は今も、あいまい文化の伝統継承の地。

がんによる痛みの場合は少し違う。「痛む」「痛まない」の2分法を取らず、痛みを5段階に分けて問い答える。「今日痛み強し、5分の4」とかモルヒネ効いて「5分の1」と笑顔、という具合。中には「5分の6」とか「マイナス5分の1」もある。

「食欲は?」と尋ねた時、「それこそ」と言って止まる人があった。85歳の軽い認知症の男性。便通や睡眠を尋ねても「それこそ」で止まり、間。「わしは何も悪いことはしとらん、本当で」とニコッと笑う。何だろうこの答え、この間、この笑い。「わしも年取って体動かんで、一つ一つが命がけでやっと」が謎の「それこそ」に通じるのだろうか。問いと答えのギャップの前で考える。

7 波のホテル

土曜日、当番で月に1回駅前のホテルへ行く。コロナ感染で療養中の方のオンライン診察。

「熱が37・6度、喉（のど）が痛いっす」。高校1年生、野球部で寮生活。「咳（せき）は？」「減りました」「ご飯は？」「弁当、旨（うま）いっす」。画面でみる限り元気そうで安心。薬を処方。ウイルスには効かなくても心に安心を届ける。「ポジションは？」と余分なことを聞く。「ピッチャー」とうれしそう。

「得意な球種は？」「ストレートっす」

「咳が夜中からひどくて」と次の26歳の女性。画面の向こうでもコンコン咳してなかなか話せない。熱も38度。担当の看護師と相談し、肺のCTと血液検査の手配を進める。ホテル療養中も入院の準備はいる。

「右の耳がゆうべから聞こえにくくて」。30歳の男性。うむ、と考える。咳がきっかけかも知れない。ホテル退所後にも難聴あれば耳鼻科の先生にかかるよう指示。

別の日の土曜日。「鼻汁と喉痛、元々花粉症で」と58歳の会社役員さん。かかりつけ医からの持参薬の使用を許可した。「感染経路、ご自身の推測は?」と聞いてみた。県外出張を終えPCR検査を出張先で受けると陰性。帰ってから喉痛くかかりつけ医で抗原テストを受けたら陽性。「PCR検査会場、狭くて人が多く、ひょっとして、と思ったんです」。否定はできない。

「昨日から味とにおいがしない」と立派な体格の30歳男性。従業員1人の会社の社長。2人で居酒屋へ。いろいろと話を聞いた後、「どんな臭いかいでみたい?」と尋ねたら「香水」と返って、思わず双方笑ってしまった。「10日待てば戻ることもある」と言うと「安心しました」。

地方も都市もコロナ感染第7波、一斉に広がっていく。在宅もホテル療養も、しばらくは続きそう。

マスクの座敷童子(わらし)

温子さんは72歳。独居。時々腹痛。その都度救急車で総合病院。「異常なし」で帰される。遠い親戚の人から「認知症ですわ、頼みます。亭主はそちらで死にました」。入院になった。肝硬変もある。進行は緩徐(かんじょ)。量は少ないが食べられる。手すりを持たず、マスクして1人でソロ、ソロと廊下を歩く。歩いても音がしない。ズボンは足首から膝まで折り上げ、早乙女姿。小柄、詰め所のカウンターの上に顔が一つ出るくらい。無口、に近い。

朝早く、まだ誰も起きてないころ、ラウンジで横になってる。早出の助手さんがびっくり。昼下がり、廊下の向こうのベランダに立っていることもある。ニコッと笑う。ポストの前に1人いることもある。真夜中、カウンターの向こうに顔が一つ。当直の看護師、「キャー」。「寝れん、腹減った、なんかない?」。到来物のカステラがあった。蒸し暑い夏の夕暮れ、屋上に上がっているといつのまにか隣に。西空を見て「真っ赤、きれい」。「ご主人は釣り、好きでしたね」「ありゃ釣り、釣り、釣りばっかし」

救急入院があった。ストレッチャーで患者さんが運ばれた。廊下の隅の椅子にちょこんと座っていた。別の部屋で患者さんが亡くなる。家族が病室に駆け込む。泣き声が漏れる。反対方向にソロ、ソロ、ソロ。

1日に3人の方が亡くなった。葬儀屋さんが迎えに来た。白い布に包まれた患者さんを乗せたストレッチャーがエレベーターに入っていく。「忙しいわー」。じっと見ていた。

「あ、ここに」と小走りの看護師さんは温子さんを見つけ喜ぶ。幸せを感じるそうだ。温子さん、ポケモン。いや座敷童子。診療所には座敷童子、今だけじゃなく、ずっと昔から住んでいるような気がする。

先に逝くなー

「先生ですか、青木さんの奥さんの方が大変です」とヘルパーから電話が入る。下痢でパジャマとシーツも汚れ、自分で立てないって。

青木家は2人暮らし。往診していたのはご主人の方。自分は「患者よ、がんと闘うな」という考えだ、とぼくらの診療所を指名された。「だって俺の友人、闘ったけど皆死んだ」とカラッと。仕事は獣医。北海道で馬の畜産に努めた。「出産が大変なんだよ。俺背高いし腕長いから脚何か引っ張りだせる。牛？　脚の長さ違う、楽」。話し好き、話し上手。そばのベッドに妖精のような奥さんが横になってる。「この人面白い、昔から。私大好き。愛してる」。言葉が簡素。「北海道、いい。知床、最高」。先生は余市(よいち)のニッカウキスキーの話を始める。イギリスのスコッチウイスキーへ広がる。「飲みたいですけど体が体だから」

先生は直腸がんで人工肛門(こうもん)。自分で管理。腫瘍は臀部(でんぶ)や鼠径部(そけいぶ)にボコボコと転移。時々大出血。貧血が進む。点滴や輸血をする。「こりゃいい。力が戻ってきた」。難局を幾度も乗り越える。

「すごい、がんばる。この人高校生の時、プロ野球からスカウト来たの」。すごい。「ポジションは?」と聞いた。「ピッチャー」。「まるで大谷翔平ですね」と言うと先生、「とんでもない。彼はすばらしい、体も顔も態度も」と絶賛。「あなたも」と奥さん。

ヘルパーの電話を切って駆け付けた。「診てやってー、俺より食べないし飲まないんだよ」。奥さんはやせてぐったり。熱中症+αを疑う。やっとのことで奥さんを抱え、往診車に運び込んだ。玄関で「俺は何とかする、お前、がんばれー、先に逝くなー」。「私死なないからー」と奥さん返す。晩夏の強い日差しがアスファルトの道路を照り返す。

私のスープ

9月に入って初めての日曜、晴れ。気温は32度。青空の雲は入道雲から刷毛(はけ)で掃いたようなすじ雲に変わる。日没も早くなり始め、秋は、多分来るだろう。

午前の回診。休日なので表敬訪問のようなもの。8号室に入る。「おはようございます、眠れました?」「ありがとうございます。不思議なことに寝れたんです」。有り難い。79歳、寡婦(かふ)の光子さん、腹水がたまる。何度か腹水穿刺をした。おなかを触る。やわらかい。「穿刺はしなくていいようです」「うれしい、もう少し先に」。枕元に看護師が撮った風呂上がりの写真がある。静かな笑顔。「寂聴さんみたいでしょ?」とご本人。化学療法で頭髪が抜けて尼僧のよう。「似てますねー、鳥取の寂聴さん」「ははは」

「食べられますか」「あれは……妹の家にできたこのごろの果物……」「イチジク?」「そう、半分。甘かったー」。「他には?」「スープを二くち。あれー、お米の皮を取らんの」「玄米?」「そう玄米に南高梅にあれ、ひが付く昆布」「日高昆布?」「そうそれを細かく刻んで昆布みたいな細い海藻」「ヒジキ?」「そうそれも合わせてことこと煮て妹が持ってきたの」。クイズ番組みたい。「それっていのちのスープですね」と言うと「ほんといのちのスープ、おいしい。でも二くちだけ。三くちだとおなかが張るの」。

光子さんには引きこもりがちな息子さんがいる。スマホで「お母さんに会いたい」とメールしてきた。長女が車に乗せてくることに。「何かうれしい。あの子が私に会いたい、私も」と笑顔。「息子や娘が来てくれれば、スープに子(粉)薬が混じってこれが私のほんとのいのちのスープ、ははは」。この素直でこのおおらかな人柄って、どこから生まれるのだろう。

死の表現

「死」という言葉は人気がない。縁起でもないと思われる。確かに、あってはならない死も多い。そうでもない死もある。

死が日常的である医療の現場で、死が近くなったと思われる時、患者さんや家族にどんな言葉を使ったらいいかと考える。「いつ死にますか」と直接尋ねる患者さんもあり「もう死なせてー」と叫ばれる人もある。

多くは黙って困難に立ち向かわれる。苦しさを少しでも少なくできるよう医療者は考え工夫する。

死が近い患者さんの家族に説明する時、「死」という言葉を使った方がいい場合と、そうでない場合がある。「その時が近いです。着て帰る服、用意願えますか」と看護師。「その時」の他に「万が一の時」を使う看護師もあるが「万が万、なんですけどね」と真面目に苦笑い。「着陸」とか「旅立ち」を使うこともある。病室で、死が来た時に家族に死を告げる時「終わられたようです」「亡くなられました」「息を引き取られました」などと言う。「○時△分でした」と時刻だけ告げて一礼する場合もある。

文章で「死」を表現するのは「他界する」「逝去される」「不帰の客となる」「往生する」「帰天する」「土に還る」など。イギリスのエリザベス女王は96歳で亡くなったが、日本語訳では「永遠の眠りにつかれた」だった。「五木の子守唄」の歌詞に「おどんが打死ちゅうて……」の「うちん」もある。但馬地方で高齢の女性が亡くなった時はちょうどお寺の鐘が鳴ったようで「遠逝きしました」とはがきにあった。「遠逝き」はおだやかな言葉だ。

最近手にした短歌で死ぬことを「みまかる」と表現すると知った。漢字で書くと「薨」。夢という字に似ていた。

丸椅子の上の「母」

回る丸椅子の上に地球儀のような球がある。どの位置で見るかで姿は変わる。言葉も球。丸椅子の上に「母」という球を置いてみた。

「母、お世話になります」と65歳の息子さん。誤嚥性肺炎で入院した88歳のお母さんを気遣う。認知症あり食欲は低下、発語なく、衰弱進む。点滴のおかげで3カ月後には落ちつく。家での介護難しく、近くの老人施設のお世話になった。「助かります」と息子さん。お母さんは昔から外来に通ってきてくれた人。多くを語らず物静か。表情温和。ぼくが老人施設に往診することになった。「どうでしょう、母」と、息子さん時々電話。無事を伝えた。週に3回、息子さんは洗濯物を取りに施設へ。

1年近くが経ったころ、患者さんは限界を迎え、診療所に入院。「お母さーん、分かりますかー」。やさしい声。入院となってからは毎日、朝と夕に顔を見せ、週に3回は洗濯物を取りに。息子さん親孝行。今年の夏のはじめのお昼過ぎ、お母さんは静かに亡くなった。息子さんもそばにいた。「ご苦労さまでした」と二人を労った時だった。

「母には苦労しました」と息子さん。「父は厳しい人で母を叱るんです。すると母はぼくらを叱るんです」「母はズルいんですよ。父に命じられたこと、ぼくらにさせるんです」。母の悪口?「掃除とか買い物とか。優しいとかいう感じはなかった」と亡くなったお母さんの前で話された。お母さんは黙っていい顔。「片付けができない人で、家はゴミの山。施設に入所した時片付けしたら、4トン車3台分」。話しながら息子さんも笑っていた。それ以上聞くのはマズいと思って、話題を変えたが、息子さん、なんだかすがすがしそう。丸椅子の上の「母」の球がコトッと滑りそうになった。

コスモスが咲く家で

朝日歌壇の選者の一人、永田和宏さんと対談した。場所は京都の永田さんのお宅。奥さんは河野裕子さん。2010年64歳で家で亡くなられた。岩倉の長谷八幡宮のそば。ぼくは学生結婚、その神社の鳥居の近くの農家の離れを借りて住んでいた。50年前のこと。懐かしさもあったが、浦島太郎の気持ちもした。

コスモスが庭に咲いていた。「ここに河野裕子が座ってぼくがここで、夜遅くまでワイン飲みながら話してました」。そのダイニングの続きの間で、大切な人を失った悲しみにことばで寄り添う、というテーマで対談。永田さんも河野さんも、病気が分かってからの日々を歌にし、エッセーも綴った。臨床で苦闘する医療者にとっても貴重な記録。

「二人でホスピスも見学したけど、家にしました。気兼ねなく話せると思って」。家はいい。空気が流れ、花や空も見える。コーヒーの匂いもある、とぼく。規則や区切りの多い病院より家の方が五感が生き生き作動する。「人間は五感の生き物。言葉でない言葉が生きる」と力説。河野さんは最後まで歌を作ろうとされた。書けなくなると家族が口述筆記。そこらにある物にペンで書き留める。病院だとそうはいかない。「手をのべてあなたとあなたに触れたきに息が足りないこの世の息が」。患者さんの呼吸苦を改めて知る。

「歌人は言葉にこだわる。もっとありきたりな言葉をかけてやればよかった、きれいだよとか」と永田さん、後悔する。ありきたりな言葉は意味を超えて届く。そんな言葉が人を支える。河野さんの歌、「薬袋にもティッシュの箱にも書いておく凡作なれど書きつけておく」。ありきたりの凡作が名歌に生まれ変わる。

静かな部屋で、ありがたい時を過ごさせてもらった。

「遠く」を「近く」に

75歳の末期の患者さんが、家で過ごしたいと希望した。大切な選択。家族は近くにいる、身も心も安らぐ。訪問看護師も頻繁(ひんぱん)に訪ねてくれ、身近に対応してくれる。耳元で話しかけ、温かいタオルで背や手や陰部を拭き洗ってくれる。

コロナウイルスがどこからか運ばれた。娘たちも孫も患者さんの姉妹も感染した。患者さんも感染。家族はホテル療養か自宅療養か、場合によっては病院療養となる。場は急変し、お互い遠くにいないといけなくなった。人と人との間に距離が生まれる。病状進行、寝たきりとなった患者さんの世話、誰がどうやってする？　マスクを二重、手袋も二重にし看護師は完全防護服で対応する。滞在時間も短くする。看護師の姿も顔も声も遠くになる。患者さん、誰が誰だか、何が何だか分からない。

ホスピスケアって「近く」が勝負の世界。コロナウイルスは「遠く」を求める。医療現場はジレンマに陥る。この患者さん、自分の意思をはっきり言う。「いつ死んでもいい、早く」。娘さんたちは「一日でも長く生きて欲しい」と言う。

携帯電話はありがたい。互いの声が近くなる。何度も掛け合える。１週間が経った。コロナ抗原の再テスト、残念、陽性。臨床はどこまでも困難が待ち並ぶ。完全防護服のケアが続く。２週間が過ぎてようやく陰性。簡易な防護服にし、素手で患者さんの手を握ることができた。患者さん、１週間後に亡くなった。普通の形の葬式ができ、皆でホッとする。

後日看護師が防護服での不十分なケアをわびた。娘さん、「家族の誰もが、看護師さんが感染しないこと、それだけを祈ってました」。「遠く」を「近く」にするにはどうしたらいいかが問われ続ける私たちに、その一言は励ましになった。

ふるさとに帰る

「外線です。千葉からです」と事務室から。「私、末期なんです。一人暮らしです。お世話になれますか」。67歳の女性。ご主人を3年前に亡くし独居。病気は肺にも転移。「ふるさとに帰りたくなりました」。「どうぞ」と返事した。10日後、15号室にその人到着。故郷は県中部。入院前日は実家で一泊した。母も3年前に他界。家には兄夫婦がいる。父は老人施設に入所中。「やっぱりふるさとはいい。兄が海で釣ったカマス、お嫁さんが塩焼きにしてくれて。やっぱり違う、おいしかったー」。昔、保母さんだった、37年間も。ラウンジのピアノを見て、「あっ、ピアノ」。夕方に賛美歌がラウンジに流れた。優しい曲。「じっとしてるのが嫌いで、ボランティアしたいの」。少し歩いても息切れするのに活動的。父の影響もあって川柳(せんりゅう)も作る。「核を捨て平和の道歩こうよ」。社会性のあるいい作品。

数日が過ぎた。「あーっ、痛いー、あっあっ」、叫び声が響く、15号室から。「どうしました」

と看護師が駆け付ける。病巣が広がる肛門周囲の痛み。別人のような苦顔。モルヒネの散薬を服用してもらった。しばらくして元の穏やかな顔に。叫びと穏やかさが交錯する。

10月7日、若い看護師が退職することになった。「ここのナース、皆心きれい」とその患者さん。誰にも誤解するケンリある。お別れの曲をラウンジで弾いてくれた。いつもはその看護師が「Let It Be」を弾いていた。3日後、彼女は亡くなった。

故郷から親族が駆け付けた。お別れ会で、95歳の父が穏やかな顔の娘を前に川柳をはさんであいさつした。その中の一つが心に残る。「熱の児（こ）を卵のように抱いて寝る」。目の前の愛娘（まなむすめ）に赤子のころの顔が重なっているようだった。

ビスターレ、ビスターレ

外来で患者さんに聞く。「食欲は？」「まあまあです」。「眠れますか？」「そこそこ」。「散歩や運動は？」「時々です」。栄養指導も睡眠指導も運動指導もあることはあるが、患者さんの日常生活は、指導通りにはいかず、あいまいなままに送られる。診察後に医者が患者さんに放つ言葉もかなりあいまい。「まあ無理せず、ぼつぼつ、ぼつぼつ」。それを聞いて患者さん、「ええ、ええ」。診察の収穫はお互いの無事を確認しあったことか。

不安や抑うつ気分を抱える人も多い。焦る気持ち、イライラする気持ち、沈む気持ち。誰もが自分の心の変化に悩む。「無理せず一寸ずつ一寸ずつ」「たまにはボーと、ボーと」とは言ってみるものの「一寸」や「ボー」の具体図がお互いに分からない。「話した」「聞いた」に意味があるとするか。

食欲も減り、飲めてた赤ワインも欲しくなく、何度も夜中に目が覚める80歳の女性に聞いた。「いかがですか?」「胃薬飲んで、眠剤飲んで、痛いひざと腰に湿布貼って、だましだましです」。様子が浮かび妙に納得した。焦ってはならない、急いてはならない。のんびりでいいのだ。

28年前、ネパールへ行った。ヒマラヤが見える村で小さな馬に乗った。案内人が幅の広い道で「チョッ（早く）、チョッ」と馬に言った。断崖絶壁にある細い道では「ビスターレ（ゆっくり）、ビスターレ」と言った。そのビスターレを時々思い出す。毎日がチョッに染まるので。

夕暮れて病棟を回診。2号室の患者さん、病気でやせて寝たきり。「今日はどうですか?」と聞いてみた。「大丈夫、大丈夫」とニコリ。「あんたもわしと同え年。まあ無理せず、ぼちぼちにな、ぼちぼち」。患者さんに医者が慰められる。

文句の天才

夜中の2時、枕元の携帯。呼吸が止まったのは郊外の家で過ごしていた74歳の男性。野坂川に沿って真っ暗な農道を走る。今まで交わした会話の数々を思い出す。

「抗がん剤にやられる、と思った。食べれんし病院逃げた」。初めて往診した時の台詞（せりふ）。「助けてもらっとってー」と奥さんが叱責（しっせき）する。「家はええ。お前の顔見とると落ち着く」。2人暮らし。「先生、ひと月もたまい？」。うーん。「分からんわ先生だって」と奥さん、助け舟。

往診のたびに復活された。好きな食べ物を聞いてみた。「イカは嚙（か）み切れん、カニは手が汚れる、エビは臭いがくさい」と魚介類、一刀両断。「肉も好かんなー」。「納豆は？」の時は「あんなきたなげなもんよう食うなあ」。「この人、文句ばっかり。文句の天才。あっ、玉子かけご飯は好きです。助かります」と奥さん。お酒について聞いた時、日本酒、焼酎、却下。ビール好き。「飲んでいいか？」と聞かれ「350ミリリットルダメ、250ダメ、135のみ」と許可した時のことを思い出した。奥さんが135ミリ缶をスーパーで見つけ食前に出すと「何だこりゃあヤクルトだ」と二人で笑ったんだった。

家に着くと訪問看護師が先に到着して、お別れの水にあのヤクルトが用意してあった。「もうもたんぞ、死ぬぞ、と昨晩言ってました」と奥さん。「綿花で唇、拭くんですね。泡ばっかり、私らみたい」。診療所からは遠かったが、二人の夫婦バトルが楽しみで、ぼくらは通っていた節がある。６カ月、予想をはるかに超えて健闘された夫婦に敬意を覚え、一礼して家を辞した。

帰り道、車をとめて外に出た。冷えて澄んだ夜空にたくさんの星。西に木星、真上に火星、東にオリオン。冬の三角形も闇夜にくっきり。

暮らしの音

往診先、いろんな音に出会う。市内の高級住宅街の一角に古い家がある。１００歳の女性がいる。寝たきり。定年になった息子が一人で介護している。重い玄関の朽ちた木の戸を開けようとするがレールがゆがんで開かない。「下の方に手を入れて下さい」と息子。身をかがめてレールから30センチ、強く引くとガタンガタンと開いた。家の中は散乱。奥の間の狭い空間の介護ベッドにくの字で女性は寝ている。夏をよく越せたわ、と思う。ドラッグストアで買った電解質入りのゼリー状のものをチュッチュッと吸う。上からパラッパラッと音がした。「雨です」と息子。屋根の一部が欠損しトタン1枚で補修。「小雨でもトタンの音がします。天気予報よりこのトタンの実況中継が当てになる」と息子笑う。

別の往診先。87歳の男性、最後は家がいいと病院から退院。黄疸（おうだん）がある。終日ウトウトとされ始めた。県外から娘さん、看病に帰ってきて奥さんと2人態勢。診察していると「ゴリゴルゴリ」と摩擦音。台所で奥さんが大根をすっていた。大根おろしの音は家でないと生まれない。「今夜は焼き魚?」と聞いてみた。「いいえ」。「シラス干し?」「いいえ。賞味期限が近いナメタケの瓶詰を始末しようかと」。大根おろしはいい、格別な食感。ジュワジュワーと別の音。娘さんが卵焼きを焼いていた。おいしそう。

昔、勤務していた病院の前にお茶屋さんがあった。老夫婦で2人暮らし。ご主人が最後の日々を送っていた。時々点滴に通った。「お茶下さーい、焙じ茶200グラム」と女性客の声。「はーい」と奥さんの声。夕方だった。「トーフー、トーフー」のラッパ音が街に響いた。豆腐売りのおじいさんが自転車を引いていた。

家だと、いろんな暮らしの音が病床に届く。

ここに来た理由（わけ）

「夏井健さん、どうぞ」。しばらくして診察室に男性が入ってきた。どこかで見たような。「高校の同級生です」。えっ、ああ夏井君だあ。面影（おもかげ）がある。紹介状には厳しい状況が記されていた。「入院希望ですか?」。夏井君は手を横に振り、苦笑い。「その節にはよろしく」と言って出て行った。

音沙汰なく2カ月。9月の朝、慌てた声で奥さんから電話。「主人、今朝から変で何言ってるのか分からないし、右手足の力がない」。脳に何かが起きていると思われた。救急車で総合病院に向かってもらった。1週後「腫瘍が関係した脳梗塞、緩和ケアが主体です」と担当医から電話。ぼくらの診療所に転院に。「○△×」「たのむ」「×××」「うん」。失語症。なのに「おーい、おーい」の大声が昼も夜も病室から上がった。

奥さんに病状を伝え、高校生のころの温厚な人柄の話もした。「大学生になってから変わったんです」と奥さん。学生運動、職場を転々、酒に溺れ、揚げ句の果てにギャンブル依存。別人かと思うような変遷。

「おーい」は看護師が病室に行けば止まり、ぼくが語りかけ肩を抱くと静かになった。皆に好かれる人に戻った。病気は戻らず進行。食べれず、発熱し、衰弱していった。

ある日、詰め所に奥さんからの手紙が置いてあった。「終末期なのは本人も自覚してました。なぜここか。それは先生に高校2年の時のお礼を言うためでした。――わしが盲腸、腹膜炎で入院した時、徳永がなあ来てくれて、ノートを見せてくれたんだ――とうれしげに言ってました」

56年前のこと、記憶にはないその光景。お礼に命を終える場を決心した同級生に頭が下がった。手紙を読んだ看護師が言った。「先生にも優しさって、あったんですねえ」

「逆にー」

意味不明の「逆にー」でしゃべり始める50歳の男性。洗濯はせず同じ服。父親は腎臓と心臓が限界で、老人施設から入院。面会に来る。透析はしない、心肺蘇生はしないと話し合った。「逆にー、それって紙オムツ買っとかないとダメ?」、こんな調子。少量の利尿剤で顔と足のむくみは減った。「逆にー、退院できる?」、早合点。「逆にー、父、コロナワクチン、打てる? ダメ?」

「逆に」は臨床ではよく登場する。利尿剤が効き過ぎ、逆に脱水になる。鎮静剤が逆に興奮につながる。やせた患者さんに家族が「食べて」とゼリーを口に運ぶと、逆に誤嚥性肺炎になる。「早く立ちたい」とリハビリを急いだら、逆に腰にきて回復が遅れることも。

確かに臨床語に「逆」はつきもの。点滴の針が正確に静脈に入ったか、血液の「逆流」で確かめる。胸やけを訴える患者さんには「逆流性食道炎」を疑って内視鏡検査をする。認知症があって夜間大声、昼間に眠る時「昼夜逆転」と記す。アルコールを控えるようアドバイスすると「一滴も飲んどらん!」と依存症の人に「逆ギレ」される。「逆」の風は臨床に日々吹いている。社会にも強く吹く。

他国に攻め入りながら自国民が逆に攻められてる、と言う/大臣を指名しながら、逆に次々と更迭(こうてつ)/信者を救うための宗教が、逆に信者を追いつめる/守るべき幼子を逆に宙づりにし虐待する。「逆にー」社会だ。

病状進行。「お父さん、その時かも」とナース。「逆にー、それってよくない話?」。「お別れの時の着物用意して」「逆にー、それっていつ?」。前後の文脈をぶっ飛ばし「逆にー」の連発。ある朝階段走って詰め所前で「逆にー、おはようございます」。皆が笑顔で答えた。「逆にー、大丈夫ですよ」

初冬の回診

日曜日の病棟。「誰も来てくれん、相続のこと、私分からん」。一人暮らしの光子さん、いつもの明るさ消えた。隣の病室のヤス江さん、「おなかすいた、アンパン食べたい」。今は座位がやっと。「もうすぐお昼ご飯来ますから」と助手さん。「アンパン！」。入院して4カ月、次の老人施設を探さないといけない。

二つ隣の友子さん。上半身のリンパ節が大きく腫れ、顔も腕もむくんでしまった。東京と大阪から孫が来た。眼瞼(がんけん)にも強い浮腫。「見えましたよ、孫ら」。根っから明るい人柄だったのに苦闘中。階段近くの病室の弘さん。「腹張ります」。若いころ酒豪だった。肝硬変になって腹水が大量にたまる。1回の腹水穿刺で3リットル以上。1週間に1回の穿刺。「月曜には抜いてほしい」。角の病室に安吉さん。総合病院で多量の腹水指摘されたのに、胃カメラも腹水穿刺も入院も拒否し紹介になった。2日後吐血し救急車で診療所に入院。入浴して髪を洗って髭(ひげ)をそったらいい顔。

病気の進行をここまで耐え得る人に敬意を覚える。

隣の病室に五郎さん、90歳。「全てまかせます。よう生きました」。紳士の言葉遣い。老舗の主。「ここなら安心です」。その隣の女性は93歳。生まれは昭和4年9月9日。年下のご主人が面倒をみる。「家内、占いしてたんです。四柱推命」。初めて聞く言葉。生年・月・日と出生時刻の四つで占うそうだ。「9月9日生まれで、家内、救急車1台寄贈しました」。へえー。その向こうにクニ子さん。ホルモン異常で手足も冷たい。「アリガトウ」と小さい嗄れ声。壁に自筆の四字熟語が張ってある。「千差万別」「日進月歩」「右往左往」「一心同体」。ここに全てがある、と思ってしまう。窓の外は氷雨。

イブの夜

3人組の男の人たちがやってきた。那須正幹さんの「ズッコケ三人組」のよう。一人は背が高く、一人は低く、一人は中くらい。二人は外国人、一人は日本人。入院となったのは背が中くらいの外国人のヨゼフさん。「よろしくお願いしますー」、難聴あり、大きな声。「歩けない、洗濯や掃除、できない。ぼくたち２人では介護、難しい」と付き添いの２人。３人はある宗教を信仰しているブラザーで、財布を一つにして共同生活をしてきた。軽い脳梗塞、老いの進行が考えられた。ヨゼフさん、椅子に座って聖書を読む時もあったが、左足の痛みが続き、トイレにも立てず次第に寝たきりに。

彼の母国はベルギー。１９３０年生まれ、第２次世界大戦の惨状を目にした。信徒となり福祉活動を始めた。43歳の時日本にやってきた。鳥取の知的障害児施設で働く。子どもたちの食事、排泄(はいせつ)、入浴を指導。得意だったのはオルガンやピアノの演奏。歌が始まると子どもたちが集まってきた。手をたたき跳びはねる。それから50年が経って、オムツの世話係から世話になる側に回った。

「ありがとうありがとうー」「どうもどうもー」と大きな声で３回。その声が病棟に響く。回診の時も病室に入るや否や「あー先生、ありがとう、どうもー」。「これ」とおやつをくれることがあった。手作りワッフル。ベルギーの名産。お寿司のように、いろんな種類がある。「どうもー」と返事した。クリスマスにはヨゼフさん、石膏(せっこう)で飾りの馬小屋や赤ん坊を作って色付けするのが上手だった、とブラザー。８月、二人に見守られ92歳で帰天された。

イブの夜、空のかなたから「皆さん、ありがとうありがとうー、どうもどうもー」と、サンタのヨゼフさんが手を振っている気がする。「どうもどうもー」

#4　6B

ほとんどの医療機関が今や電子カルテの時代。えっ、まだ紙カルテでやってる医療機関ってあるの?と言い返されそう。「野の花診療所」は創業からずっと紙カルテ。「遅れてるー」と言われる前にこちらから明言させてもらおう、超遅れている。でも電子カルテのため画面の方ばかり見て患者さんの方を見ない、と現代医療が批判されることがある。紙カルテだと患者さんの方を見てじっくりと話を聞き、ていねいに身体所見や心の悩みを聞き患者の立場に立つ医療をしているか、と問われれば、残念なことにそうはならない。

待合室には多種類の要望を持つ人たちが座っている。「急いでいるので早く診て欲しい」「薬だけ処方してくれたらいい」「睡眠薬が合わないので変えて欲しい」「39度の熱が出たのでコロナ抗原テストして欲しい」「職場のストレスで休職したい、診断書今日中に会社に出したい」「何日も便が出ない、きのうの朝からおしっこも出ない、何とかして」「一体何時間待たせるんだー」。検査も必要になる。心の病気と決めているといつの間にか悪性腫瘍が併存していたりする。心電図を指示したり超音波検査をしたり、院内で判定できる尿検査や血液検査をしたり、CT検査をしたりして誤診を防ぐ。テキパキとこなさねばならない。紙カルテだからていねい、とかヒューマニティが残る、などと言ってる場合ではない。待合室もイライラ、ピリピリしているが、診察室の方も同じこと。昔はのどか、最近の医療の場、のどかさはなくなりつつある。

手書き、ということを書こうとして紙カルテのことを書いてしまった。ほんとはこの本に綴られている文章、その原稿を書く時のことを話そうとしていた。

「先生、忙しいのにいつ原稿なんか書かれるんですか」。時々こう聞かれる。原稿を書く医者は同じ質問を受けるようだ。忙しい忙しいと言ったって、ほんとうの文章家ではないので、綴り方を綴る時間くらいなら、一日のうちのどこかにこぼれている。今ごろなら、ほとんどの人がパソコンを打つ。原稿もパソコンで仕上がる。ところがぼくは紙カルテ派の数少ない遺残兵。原稿用紙に鉛筆で書く。消しゴムで消し、書き替えたり、矢印で挿入したり。書こうとしたのはこのことだった。

原稿用紙は駅近くにある文房具店に買いに行く。原稿用紙のある場所は知っていて、つかつかと入って原稿用紙の引き出しを開ける。A4の大きさ、20字×20行のタテ書き用。一冊が50枚で280円。税込み308円で、1枚が6円ちょっと。書くのは鉛筆。Hは硬い、HBも硬い。昔はBや2Bを軟らかいと思ったが、3Bの方がもっと軟らかいと気付き、しばらくは、原稿を書くと言えば鉛筆は3Bと決めていた。出張先で書いたりする時も、ペンシルケースに3Bの鉛筆が入っていた。ところが何かの雑誌でどなたかが、「原稿はいつも4Bで書く」とあった。え？と思った。その文具店の鉛筆コーナー、じいーっと見ると、4Bが見えた。その隣りに5Bがあった、その隣りに6Bがあった。齢と共に軟らかい方が体に合うようになった。最近原稿用紙に押し付けてるのは6Bの鉛筆。

5　2023年　そらまめ

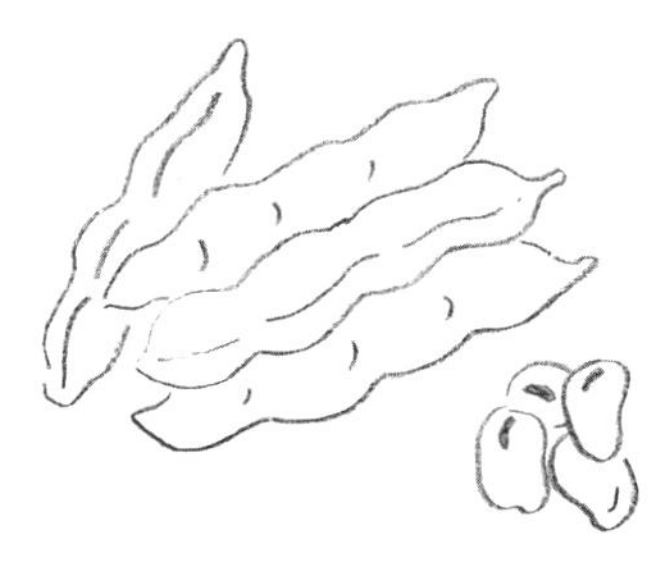

正月のハピバースデー

「今日のお昼、15号室でハピバースデーしました」とナース。誕生会はよくあるミニ行事。こんな小さな診療所でも月に2、3回はある。「15号室さん、泣かれて」とナース。んっ?と思った。15号室ってナースコールが多く、「痛いのそこと違う、ここだ」とか「採血一発で決めろよ」とか「下剤が少ない、いや多い」「睡眠薬、効き過ぎるわ」と注文や文句が多い部屋。皆が及び腰になる。改めて問う。「15号室さんが泣いた?」「はい」

夕方の回診。「おめでとうございます、誕生日、75歳!」。「やあー」と15号室さん照れて手を頭に。聞かなくていいのに聞いた。「泣かれました?」。うなずく。「だってハピバースデーって歌ってもらったの初めてで」。誕生日は1月5日。それで正月のおめでとうに一括されてきた。「込み込みでした。それに子どものころ、餅はあったけどケーキなんかなかった」。余程うれしかったよう。患者さんのことを文句屋と一概に決めつけてはいけない。人は大概多面体。15号室さん、体調も日に日に変わる。歩きにくい、歩くと息苦しい、便通が滞る。終日病室の椅子に座ってテレビを見る、でもなく見る。「寂しかったりしないですか？」と聞いてみた。「寂しい？　そんなもんとっくに通り過ぎた」と一蹴し、笑う。奥さんをがんで4年前この診療所で亡くされた。娘2人は嫁いで家を出た。息子と何とか暮らしてきた。「どうせ女房のとこ行くでしょ、それまでここでがんばるだけです」と言い、加えた。「あっ、さっきいいのが出ました、バナナ1本半」

クリスマスや大みそか、松の内に生まれた人へのハピバースデー、込み込みじゃなく別枠での祝福を。祝福は、どんな状況にある人にとっても、大きな支えになる。

霊場で考えたこと

1月の夕暮れ6時、ぼくは真っ暗な森にいた。強い風が吹き荒れる。木々がしなう。宇宙服のような完全防護服を着た2人が霊柩車の到着を待ってくれている。「冬は多いですか？」とぼく。「ええ、多いです」と宇宙服の人。闇の中、光が走った。到着。仏さんは94歳の男性。家で亡くなった。コロナ感染のため、時間外の火葬に。家族も感染、斎場に来られたのは感染後9日目の長女だけ。1人じゃ寂しいだろうとナースが1人やってきた。葬儀社の社員も宇宙服。柩を移し、炉へ向かった。

仏さんは材木屋の元主人。ケヤキやクリ、ヒノキにサクラに古材、何でも扱った。巨木に負けない屈強ながたい。客には新築のための木材を安く提供していたのに、自分は小さな家に住んでいた。亡くなって、指定通りの透明な納体袋に仏さんを包み、診療所の職員3人が防護服で納棺した。柩はスレスレで玄関を出て、やっとのことで霊柩車に乗り移った。「ごめんよ、一緒に行ってあげれんで」と次女と妻が見送る。

骨ひろいの時、しっかりした大きな骨を見て長女、「お父さんだー、このがっしりした骨」とうれしそうだった、とナース。2日経って、葬儀社の旧知の社長に斎場で考えたことを電話した。

「納体袋や宇宙服、要らんと違う?　誰か、仏さんから感染した?」。感染した職員はゼロ／納体袋や防護服対応、仏さんに申しわけないと思う／手袋とマスクだけに戻したい／ただ、斎場からの要請がまだ続く／と。

確かにそれぞれに事情ってある。ただ必要以上の警戒はもうほどいていいのではないか。斎場や葬儀社のスタッフの、仏さんと家族への計らいはていねいで、それは大きな救いだった。

（※鳥取県内の関係者が2023年1月18日、感染対策の徹底で原則納体袋は不要と合意）

カニ食わせたろっ

坂道を上がった角の家。「おじゃまします、診療所ですー」「はーいどうぞ」。87歳の患者さんは玄関すぐ横の部屋の介護用ベッドに寝ていた。「お母さん、先生よ」「あ、よろしくー」。紹介状には膵頭部腫瘍、治療の適応なく本人には未告知、とある。今ごろ未告知は珍しい。「私、家がいいです。病院は嫌いです」「病院好きな者、おらんわ」と娘さん。痛みや食欲、便通、睡眠のことを尋ねる。「薬も好きじゃありません」「って言っても飲まんといけん薬もあるでしょ！」。「この娘キツイんです」「誰が育てたのー」とバトルが続く。親子のやりとりがオープンで、かえって心地いい。

2回目の往診。「ちはー、郵便局ですー」とおどけてみた。娘さん慌てて出てきて、「なーんだ、先生ー」「ははは、先生、面白い。私、先生好きー」。3回目の往診は娘さんの怒り炸裂。患者さんはカニが大好き。カニ食わせたろっ、と娘さんスーパーに走った。値段見て驚いた。「こんな小さいのが1匹650円、3年前3匹で千円。知らんわ！」。代わりに安かったカニみそ買って食べさせたら下痢。「ゴメン母ちゃん」と謝った。

「先生、あとどのくらい？　私、最後まで家がいい」「ええ、冬至越え、クリスマス越え、天城越えで年越えましょう」「ははは、先生好きー、ユーモアある」。「家で看たります、終いまで」と廊下で娘さん。この母子ならやっていけそう。「好きー」には参った。２カ月が過ぎた。

12月中旬、黄疸が出た。日に日に衰弱された。冬至のユズ、クリスマスのケーキ、除夜の鐘は間に合ったがお正月のお餅には届かず。「先生、いけませんかー？　ようがんばったーっ、母ちゃんー」。元日の夕暮れの５時、娘さん、ぽつり。

どうしよう

「キスしていいですか？」

ドキッとした。７号室、個室。患者さんは73歳の女性、末期。シングルで通された。この診療所のことは20年も前から知っていて、ボランティアで来たこともある、とおっしゃっていた。診察が済んで病室を出ようとした矢先のひと言だった。臨床にはいろんなことが起こる。思いがけないこと、うれしいこと、悲しいこと、申し訳ないこと腹立つこと。そういう場だ、と十分覚悟しているつもりだったが虚をつかれた。受け止めないといけない場面か、いやそれだけは断るべきか。

なぜだか古い看護学校の教室の光景が浮かんだ。勤務医だったころ、医者たちは隣接する看護学校に非常勤講師として交代で授業に出ていた。ぼくは呼吸器疾患とターミナルケアを担当していた。看護学雑誌の症例を紹介した。がん末期の男性患者さんが「申し訳ない、胸を触らせて下さい」と中年のナースに頼み、そのナースは許した。「あったかいー」。看護として行き過ぎではないか、いや立派だ、などと雑誌には書かれていたが「皆の意見は?」と聞いてみた。「許す人?」と聞いたら20人のクラスで5人くらいが手を挙げた。その光景が蘇(よみがえ)った。思いのほか多い。今この場面、自分はどうすべきか。

「夫も子どももいませんし、キスしていいですか?」。さあどうしよう。額(ひたい)なら、いや頬なら、いやどこでもと答えようか。彼女は病名も症状も知っている。にもかかわらず明るい。廊下の遠くでナースの声がする。「キスしていいですか?」。決心すべきだ。一歩ベッドに近づいた時、彼女が渇いていた唇を舌で潤し、音量を上げてもう一度言った。「キフしていいですか?　何かのお役に」「えっ?　キフ?」。このごろ耳が少し遠くなってきた。

闇夜の民間救急車

2月の金曜のｐｍ1：30、食堂で昼ご飯を食べていると厨房の電話が鳴った。奈良県天理市の病院からだった。55歳の女性が意識を失っていてがん性髄膜炎と考えられる、受け入れてほしい、という。／家族が鳥取の家に連れて帰りたいと希望／鳥取市の病院で治療していた時期もあったが、今回は満床で受け入れ困難／道中で心肺停止の可能性はある／とその病院の医師と地域連携室の担当者。当方、深夜の看取りが続いていた。困った、と一瞬思ったのは道中で亡くなった時、一度も診ていない患者さんの死亡診断書を書いていいかどうか、だった。まあ、向こうの主治医からの紹介状があるから何とかなるだろう、と思い直し「どうぞ」と答えてしまった。

誰がどうやって連れて帰るか、何時に鳥取に着くか、急なことですぐには決まらず二転三転。結局、看護師付きの民間救急でｐｍ3：30に天理出発となった。土、日は連休、混み合う時間帯、無事に鳥取に辿り着けるか。ｐｍ7：45、携帯が鳴った。「到着されました」。診療所に戻ると、闇夜の玄関に車内灯で照らされた救急車が止まっていた。病棟に上がり患者さんを診る。意識はなく、息遣いは荒いが脈は触れる。「10日間の研修に参加してたんです。最近落ち着いていて、今朝急なことでびっくりです。助けて下さい」と母、夫、2人の子ども。

玄関に下り、民間救急の運転手と看護師に礼を言った。「病棟の看護師さんから熱いコーヒーとチョコ頂きました」と2人、pm8:10、とんぼ返りで天理に帰っていった。本人、家族、先方の医師、看護師、地域連携の担当者、こちらの事務員、看護師、それに民間救急の2人。一つの命を守るため、多くの人の身体と感情が一斉に動いた6時間15分。

ガチャガチャ、スコッ

初めての往診の家。家はお寺の近くの木造の古いアパートの2階。独居の80歳の男性がいるはず。他の部屋には誰も住んでない。紹介状に肺の病気、骨転移（+）とある。玄関のアルミ戸を開けようとするが開かない。鍵がかかっている。しまった！　ケアマネさんに連絡する。「すぐに合鍵作って届けます」

その日の2回目の往診。同行ナースが合鍵で開けようとするが鍵が通らない。カルテの表紙に

〈開け方のコツ〉とメモがあった。（1）左側の戸を手で押し上げ（2）足で右戸の下部を蹴り上げ（3）鍵穴に差し込みガチャガチャしてると、スコッとはまる。ナース、10回ガチャガチャをしたあと、スコッときた。アルミ戸が開いた時には、ヤーレヤレ。古い木の階段の勾配がきつい。上がると廊下に新聞紙や雑誌が山積み。右に流し台、風呂らしきもの、手前の部屋は布団や皿類。次の部屋は簞笥と衣類が山積み。一番奥の古い襖をポンと押した。2畳ほどの狭い部屋にセピア色のベッドにセピア色の布団。その中に埋もれた人を発見。「やあ、先生」「やあ、○△さん」。顔色を見、聴診し、血圧を測る。「ここが痛いだけ」と右胸に置いた左手の指2本、先端がない。「いや、博多で若いころキャバレーの用心棒してて」「女房には逃げられ、でも娘は今も横浜から車で月一来てくれる」。話ははずむ。今後のこと考え、提案してみた。「鍵をかけないって、まずいですかね」。近所で空き巣が続いたそうだ。お巡りさんが来て、「くれぐれも戸締まりしっかり」と言って帰ったそうだ。この家に入った空き巣、どんな顔するんだろ。

誰もが事情を抱え我が家に住む。戸を押し上げ蹴り上げ、ガチャスコッのコツをつかまないと、セピア色のあの部屋の在宅医療は続かない。

「手のひらの3語」

「イキタクナイデス、イキタイデス」。どっち?と思う台詞(せりふ)、カナ文字では判別しにくい。その場で聞くと聞き分けられる。「生きたくないです、逝(い)きたいです」。元植木職人、93歳、手術は14年前、肝切除。妻他界、3人の娘さんのうち2人は亡くなり、県外に次女さん。コロナ抗原テストを受け、見舞いにしばしば帰ってくれる。「娘にも迷惑かける、これ以上生きたくないです」と続く。「分かりました」とも言いにくい。「そんなこと言わずにがんばりましょう」も言いにくい。「そんなお気持ちなんですね」もぼくには不似合い。人は誰もその人なりに厳しい状況を抱える。「ええ、はい、なるべく、でも、ええ」と口ごもりながら部屋を出る。臨床は難しい。速断が必要な場面と、速断を避け、時の流れを待つのがいい場面が入り交じる。

味覚が落ち食べられなかったのに、なぜだか粥(かゆ)と味噌(みそ)汁が喉(のど)を越すようになった。回診すると左の手のひらに「ブリ、ハマチ、白イカ」とミミズ字が書いてあった。厨房さん、白イカを用意した。「おいしくありませんでした」。残念。別の日の手のひらには「ウナギ、卵焼き、ソバ」。

「ミニウナ丼、おいしかった」。別の日、「タケノコ、ウド、セリ」。「春まで待って下さいね」と、耳元で厨房さん。元気が戻ってきた。食べ物以外の教訓がメモ用紙に。「若者を育てる三つの要素。やってみて、言って聞かせて、させてみる」。参った、当たっている。別の日の手のひら、「ガンピ、コウゾ、ミツマタ、1万円札」。仕事柄でかと笑ったが、どうしてこの場でこの3語が登場したんだろう？

冒頭の台詞から2カ月が無事に過ぎた2月の晦日（みそか）、回診で、「その時が来たら、ご協力よろしく」と手を差し出された。手を握った。

駅裏ワンルーム

県外で1人で療養していた女性、「弟夫婦が鳥取に帰っておいで、って言ってくれて」と初診時に話された。ふるさとはいい。何とも言えない懐かしさがある。数カ月後、「同居って、やっぱり難しいです。互いに気遣っちゃって」。それが普通。「アパート借りることにしたんです」。やむを得まい。訪問看護と訪問診療で伺うことになった。駅裏のアパート。階段がきつい。3階に着くと息切れがする。ピンポーン。少し間があって、「ごめんなさい、どうぞどうぞ」。見晴らしがいい。ＪＲのホームが見える。真下にスターバックスコーヒーが見える。

「いいですよここ。汽車が入ったり出たりするのが見えて」「あの店、お客さん来てますか？」

「はやってます。若い人が多い。高校生もたくさん。ボーイフレンド、ガールフレンド、ビジネスマン、色々。それ見るのが楽しみ。お年寄りも、皆生き生きしてる。見てると私も元気になる」。駅の近くなんて、一等地のいい物件、と称えると、「それに、近くにスーパーがあるでしょ。その隣が市役所、徒歩３分」と笑う。

洗面、トイレ付きのユニットバスがあり、玄関込みの４畳半のワンルームにベッド一つ、机一つ、キッチンコーナー、冷蔵庫、洗濯機置き場と揃っている。５歩歩けば、目的地に辿り着く。

「療養している身には最高の部屋」と満足そうな顔。

「あそこにケンタッキー、マクドナルドもその横、アメリカ資本にやられてるわ。あのビルの夜の明かりが北欧風で、夜もまた抜群なの」。朝一番の列車が５時半ごろ出発する。正面の闇の空が変わる。太陽が顔出す直前、東の空が水平に真っ赤になる。「それがすごいの、宇宙にいるみたい。毎日、飽きない」。ひと月３万５千円のひと味違う免疫療法。

白内障（はくないしょう） 手術秘話

年と共に体のあちこちが老化する。その一つが目。老眼鏡は持参していたが何やら見にくい。文庫本も読みにくい。暗い夜は運転がしにくい。大通りはいいがちょっと小道に入るとてこずる。トンネルは怖い。雨の日はさらに見にくい。夜中の往診は注意に注意。様々な現実に正しく向き合えてない。「白内障です。手術しましょう。急がれますか、紹介します」。3月上旬、紹介先の病院で手術を受けることになった。

　医者はこともなげに「角膜をちょっと切って、濁（にご）った水晶体を超音波で破砕（はさい）して吸引、そこに眼内レンズを入れます。右も左も。片目まあ6分」。看護師が「術後の目の防護用メガネ、売店でも売ってますから買って持参してください、3千円」。知人から百円ショップに似たものがあると聞き、それを買って、1カ月後持って行った。ケチ。眼科に特化している病院で眼科医だけで19人。土、日も手術をしている。何種類もの目薬を5分タイマーの合図で入れられ、1時間後手術室へ。目の手術、なんか怖い。手術台に乗って目を消毒、麻酔の目薬。担当医が来る。「よろしく」。痛みはさほどない。抜歯の方が痛い。「毛様体(もうようたい)が少し弱いのでリング入れます。はい、眼内レンズです。よしっ。次は左ですので」。間(ま)が5分ほど空いて同様に左目消毒、麻酔の目薬。「はい、よしっ」。手慣れた手さばき。「明朝、もう一度受診下さい」。ルーチン化、流れ作業、腕の良さ。これはこれで分かりやすい医療の形。

翌日、自分の診療所に戻ると何か明るい。ラウンジの電球が古くなっていたのではなく、自分の水晶体が古くなっていただけ。鏡の中の自分を見て驚いた。多いシワ。白内障手術の大きな副作用、現実に正しく向き合え過ぎてしまうこと、と知る。

赤コーナー

米子(よなご)市の大学病院から16歳の高校生が紹介になった。5年前からの治療も限界を迎え、地元で緩和ケアを受ける時期、とあった。歩けない、立てない、しゃべれる、食べられる。呼吸が時々苦しくなる。アパートへ往診するとｗｅｂで授業を受けていた。学校も力を入れている。こちらもがんばらねば。そうだお風呂。アパートのお風呂は狭いしシャワーも一苦労。診療所の車で送迎し、寝たまま湯船につかれる風呂に入ろう。

3月上旬の夜の10時、訪問看護師から電話。「息苦しさを訴えられます。お母さんも不安そう」。救急車で診療所に入院してもらった。点滴とO_2吸入で落ち着いた。「助かりました」とお母さん。翌日の回診。「知人からもらった」とお母さんがプロレスのチケットを見せる。「無理かも、お母さん」と彼。この状況でプロレス?・マジ?・と思った。その日が来た。「行きたいです」と彼。携帯用のO_2ボンベに点滴セットを車椅子に取り付ける。ぼくは一足先に会場の体育館の受付に白衣で駆け付ける。「分かりました、その子のためにドクターとナースに無料チケット2枚、どうぞ」とマネジャー。同時に彼とお母さんを乗せた車が会場に着いた。担当の若い男性看護師もぼくも、生のプロレスは初めて。音楽もガンガン、司会者の声も甲高い。「赤コーナー、○△×。青コーナー、×△○」。一組3人の闘い。体と体がぶつかる、歓声が上がる。「ワン、ツウ、ス……」、タッチで交代。迫力ある。彼も笑ってる。ぼくは途中で診療所に呼び戻される。

翌日の回診。「よかった!」と彼とお母さんうれしそう。選手たちは彼と握手してくれ、試合後全員が彼を取り囲んで記念の写真を撮ってくれていた。緩和ケアの一端にプロレスもあるんだ、と初めて知った。

4月始まる

2年間診療所で働いた臨床4年目のK君（看護師）が3月のお別れ会で語った。――自分は看護師として患者さんのことを正しく把握し、正しい看護をしなければならない、と思ってました。先輩や先生は、正しいって一人一人違う、場面によってもと言いました。右往左往しながら見つけていくしかないって。何のことか分かりませんでした――。

K君、続いて心に残った3人の患者さんを紹介した。1人は86歳の血液疾患末期のHさん。――「早う逝きたい、逝かせてほしい」と毎日言い、一刻もそばから離さなかった奥さんが「なら、早う逝きゃあええがあ」。10カ月後に亡くなったんですが、しっかりしていた奥さん、別人のように落ち込まれました、何日も。驚きました――。もう1人は大腸がんの全身転移の方で手術も化学療法も拒否、の人。――両足が腫（は）れ、血便で貧血で、でも気持ちは朗（ほが）らかなんです。奥さんは家事も介護もできない人。そこに訪問介護が入った時です。「俺のことはいい、アイツの介護頼む。ほんま助かる」。看護こそ大切と思ってましたが、日常生活を支える介護がどれほど大切かと知りました——。3番目はプロレス観戦を一緒にした16歳の脳腫瘍の高校生のこと。——観戦の翌日、病室で「疲れた」と言うので「観戦、長かった?」と尋ねると、「5年間もこの病気で、もう疲れたー」と言われ、何も返せなかったです——。
締めくくりにこう語った。——「緩和ケアで大切なこと」と書いた紙を先輩に渡されました。3つあって、「mission(使命)」「passion(情熱)」「compassion(思いやり)」。新しい職場でも「思いやり」を大切に、と思います——。若い人はすがすがしい。皆ジーンときて拍手。そして4月が始まった。

近場の桜

桜が終わった。今年、開花のころに雨が降ったが、そのあと好天が続き、皆が桜を楽しんだ。診療所、20年前は介護用タクシーをチャーターし、患者さんを次々に桜土手に送った。ボランティアさんがシートを敷き場所取りをしてた。抹茶を点(た)ててくれ、打吹(うつぶき)公園だんごをよばれた。3年前のコロナ禍から花見の形は変わった。今年は受け持ちナースが軽自動車に車椅子の患者さんを乗せ、桜並木の下をぐるりーと回った。「ありがたい桜が見れたー」

　ぼくも桜は好き。鳥取の桜ベスト5、と名付けたりする。その1、国道沿いの県庁の大きな壁を背景に咲く5本の古木桜。枝をおおらかに広げ歌舞伎舞台のよう。その2、鳥取東高の前の川の両岸から川面に伸びる桜の道。川の上で手をつなぎ美しい。その3、市内中央を流れる袋川沿いの桜土手の桜。鳥取大火のあとに植えられ、樹齢70年を超える。土手の近くに住んでいた大工さんが言った。「桜はええなあ。削ると木肌がやさしい。床板にしても軟らかい」。どんな木もこよなく愛した大工さん、桜の咲く前に94歳で他界された。その4、市内の標高２６３メートルの久松山の頂上桜。二ノ丸の桜より2日遅れて咲き、２日遅れて散る。今年もやっとこさで登り、何とか見られた。桜越しに見下ろす街並みきれい。

　その5、診療所の近くを流れる川幅の狭ーい狐川の桜。20年が経って枝が川面に伸びている。その一角にKさん夫婦の家がある。庭の隅に桜が1本。この季節、足の不自由なKさん、枝を1本ざっくり切り自転車にくくりつけて診療所に届けてくれた。桜宅配便。小さく切って皆が病室に配った。去年の秋、Kさんは亡くなり、県外の娘さんに引き取られた奥さんもこの冬亡くなった。主なき空き家の隅に、桜はいつものように咲いていた。

フライパン

「東北の震災の翌日、大丈夫?と東京の息子と電話で話したんです。息子が亡くなったのがその年の7月、あの電話の声が息子の最後の声でした」。大切な人を亡くした人が集まり、近況や心境をボソボソと語り合う「小さななずな会」が久しぶりに診療所の図書室で開かれた。コロナ禍で何度も中断になった。常連さんも「お久しぶりー」と声を掛け合っていた。

「息子は25歳で社会人2年生。急に腹痛を訴え救急車で運ばれ、私たちも慌てて東京に向かいました。消化管出血で、一度は意識回復したそうですが再出血して。診断書には出血性ショックと書いてありました」。初めて参加する人もあり、自己紹介を兼ねて息子さんのことを話された。

「最近変わったことといったら」と続けられた。亡くなった息子さんのアパートの片付けに行った時、衣類や生活用品があって、その中に直径30センチくらいの黒いフライパンがあったそうだ。家に持ち帰って息子の部屋に置き、目にはしてたが触れぬまま12年が過ぎた。「先日、なぜか自分でも分からないんですが、フライパンに手が伸び、使ってたんです。安物のフライパンですよ」

「何を作ったんですか?」と誰かが聞いた。「野菜炒めです。モヤシにキャベツに残り物野菜。結構上手に出来て、おいしいねと主人と食べました」。淡々と語られる話に皆が聞き入った。

人の心は閉じやすい。悲しい、寂しい、つらい、苦しい、儚(はかな)い、などと感じることを避け、感情は鈍麻する。心は凍結する。苦しみを共にする人の存在、過ぎ去る時間の流れなどの力で、凍っていたものがゆっくりと解(と)け始めることがある、と聞きながら教えられる。黒いフライパンが浮かび、集まった人たちの心にあったかいものが流れる。

筍(たけのこ)のころ

81歳の一人暮らしの男性、病気が進んで右側胸部に痛みがある。痛み止めの薬も増えてきた。近くに息子さんが住んでいて、ディスカウントストアでパンやおにぎりを買って届けてくれた。「毎日だとパンも飽きますな、おにぎりも」。家は2軒続きの平屋、少し暗い。初診から2カ月半が経ち、食欲が落ち、体重も減り、トイレに行くのが難しくなった。男性、息子さんと相談し入院を決めた。病室は狭いが明るい。新緑の風も入る。看護師さんがいてくれると思うと、夜も眠れる。「入院してホッとしました」。病院より家がいいと言う人も多いが、家より入院の方がいいと言う人もある。病室で昔の話を聞いた。

若いころ大阪に出て、畳屋で修業をした。地元へ帰って店を開いた。藁で土台を作り、藺草を表に張った。プーンと藺草の香りが漂う。時は流れ、街にはアパートやマンションが増え畳の生産量は減少。畳屋さんも次々に閉店、男性の店も。悲しいことがあった。15年前、奥さんが他界。

「それから一人暮らしです。畳職人やっとる時が花でした」

入院して風呂に入れてもらい、散髪屋さんが来て丸坊主にしてもらったら、見違えるほどの男前。軟らかい総菜にお粥に味噌汁。食事が3度運ばれる。「ありがたいー」。男性の歯は下の歯茎に1本だけ。硬い物は食べられない。タコ、イカ、レンコンもかみきれない。ある日食卓に筍が出た。職員の家の裏山から掘ったもの。厨房さんが二日がかりで料理した。「わし筍好きです。子どものころ、筍の炊き込みご飯、こそっと茶わんに取って盗み食いして、母親に叱られました。おいしかった」。男性は先っぽの軟らかいところを食べた。「ここなら食べれる、山椒の匂いもええですなあ」

２類から５類へ

やっと５月８日を迎えられた。他でもない、この日から新型コロナウイルス感染症が、感染症法上の２類から５類へ変更になった。コロナウイルスにとっては「お好きに」だろうが私たちはこれでちょっと一息。

植物が雨や土の中の物質を栄養として生きるように、ヒトはコミュニケーション（以下Ｃｏ）を栄養として生きる動物。Ｃｏの相手は人間に限らず食べ物、音、匂い、川や海、言葉、旅、動物、劇、木や雲や風や星、肌。自分以外の全てがＣｏの相棒。２類だとＣｏの制限を法的に要請できる。Ｃｏ障害という病状が発生する。保育所、幼稚園、学校、各種老人施設、診療所、病院はＣｏがその存在意義の核にある。なのにそこでのＣｏ制限は３年以上続いた。

老人施設、医療機関での大きな問題は「面会制限」。「禁止」の時期もあった。感染拡大を阻止せねばならなかった。直接には会えずリモートで相手の生存を確認するか、現場に行けたとしても、ガラス越しか大きなアクリル板越し。素手で触れ合うなんて到底できなかった、ほとんどの施設で。

多くのホスピス病棟でも、死を間近にした人と家族も同じ制限の中にあった。受け止めることが難しい死。繰り返される面会の中で深い不安が融解（ゆうかい）していく可能性があるのに、そのチャンスをつかんでもらうことができなかった。苦渋の3年間。コロナ感染者数は数値化されるがCo障害件数は数値化されにくい。されれば後者が桁（けた）違いだろう。

「今晩も泊まってやってもいいですか？」と先日診療所で。その時が近づいた患者さんの家族。体温と体調を聞く。「どうぞ、どうぞ」。病室にほっとした空気が生まれる。あらゆる場でそうした空気を少しずつ取り戻していかないといけない。

ほうび飯

「枕頭（ちんとう）看護」という言葉があった。枕元にいて団扇（うちわ）で患者さんをあおいだり、ぬれたタオルで汗を拭いたり。ぼくが医者になった50年前にはあったし、30年前もあった。医学や医療や看護が進歩し全国に病院が建ち、家族の看病の負担を減らし、看護師が責任をもって患者さんを見守る時代を迎えた。「完全看護」と呼ばれた。家族は患者のそばに常時いることから解放された。「枕頭看護」は死語に転じた。そうではあったが、患者さんの病状が思わしくなかったり、最期の時が近づいたりした時は、家族は自由に面会でき、泊まりこんで看病することはできた。

それができなくなった。3年4カ月前に新型コロナウイルス感染症が世界に広がってから。今、感染症法上の分類が変わり、臨床も変わりつつある、ゆっくり、ゆっくり、恐る恐る。ぼくらの診療所では以前から最期が近いと思われる時、いくつかの注意事項をクリアしてもらい、泊まってそばにいてもらっていた。

先日、限界を迎えられた3人の患者さんがあった。それぞれの家族が泊まりたいと申し出られた。夜中、看護師が血圧計ったり、オムツ替えたり、痰（たん）を取ったり。付き添う家族もおちおち眠れなかったと思う。3人は無事に朝を迎えた。午前8時前、厨房さんが病棟に上がってきて朝食を配り始めた。ぼくは頼んだ。「5人の家族が寝ずの看病だった。朝ご飯、作ってあげて」。「分かりました」。20分後、5人分のお膳が上がってきた。炊き立てご飯、新鮮なネギの浮かんだワカメと豆腐の味噌汁、卵焼き2片にカボチャの煮物、コブの佃煮（つくだに）に梅干し（小）。一汁一菜のにわか仕立ての朝ご飯。枕頭看護のほうび飯。「えーっ、うれしい」「おいしいー」「泣けるわー」。疲れた顔が一瞬ゆるんだ。

麒麟獅子（きりんじし）がきた

カーン、カーンと鉦（かね）の音。ピーヒョローと笛の音。5月の土曜日の夕方、獅子舞が町内を回ってきた。コロナ感染症の流行で診療所の近くの大きな神社の祭りも毎年中止。「夕方5時30分、参りますのでー」と赤い衣装を身にまとった人が予告にきた。カーン、カーンが近づいてきた。金色の顔に金色の一本角、真っ黒な大きな眉毛、白い御幣（ごへい）の付いた真っ赤な布に覆われた麒麟獅子が2階のラウンジにやってきた。5年ぶり。笛を吹く人、踊る獅子を操る2人、合わせて3人で演じる。例年もう1人いる道化役の猩々（しょうじょう）が今年はいない。

静かな舞に気迫が混じる麒麟獅子がぼくは好き。何か主張してるかというとそうでもない。めでたいか、というとそうでもない。ちょっと怖い。魔除（まよけ）？　それはあるかも知れない。目には見えない魂や霊の世界に通じるものがある。ラウンジに車椅子で何人かがいて、ベッドに寝たきりの人とその家族の人がいた。看護師に事務員に厨房の人もいた。笛や鉦の音はいい、舞はいいぞ、祭りいいなあ、と思った。

「わし、この神社の氏子ですのにこんな獅子舞、初めて見ました」と車椅子の人。ベッドの人は病気が重く意識がない。獅子が大きな口でその人の頭を咬む。「お父さん、獅子に咬まれたら病気治るよー、分かるー?」と娘さん。横にいた小学1年生の男の子に「あんたも咬んでもらお、良い子になろうー」。

獅子は病室を回ってくれた。「これはこれは」と手を合わせる人、「何ですか今日は?」ときょとんとする人。「わし、腰が痛い、腰咬んでもらお」「うれしい、但馬地方(兵庫県)にもこの麒麟獅子があって、長いこと会うとらなんだあ」

鉦の音が外に出て、後を追って笛も獅子も診療所を出て行った。

ツバメが飛ぶころ

5月中旬の水曜日の正午。診察を終えて患者さんが診察室から出て行くと「いいでしょうか?」と1人の女性が入ってきた。両手に2袋ずつ合わせて4個の茶色の大きな紙袋を提げていた。袋から新鮮な緑が顔を出している。「山田の娘です」。すぐに分かった。お父さんは15年くらい前、

74歳で家で、お母さんは3年前、84歳で診療所で亡くなった。お父さんは「病院には行かん、家で終いにするー」と意志を貫かれた。お母さんは言葉少ない農婦で、近くの畑で野菜を作り、収穫のころには診療所に「誰か取りに来てー」と電話を掛けてくれた。タマネギ、紫タマネギ、ジャガイモ、おいしかった。不ぞろいの露地物イチゴは甘かった。3年前に亡くなってから、当然のことだけど電話は入らず、野菜も届かなかった。時々往診で近くを走る時、脇道を通って畑に寄ってみた。お母さんの姿も愛用の古い自転車もなく、作業小屋がポツンとあって、畑は荒れていた。

「えっ、これ、ほんとに作ったの⁉」とぼく。「ええ、近所の人がお母さんの畑はいい畑だから、って作り方を教えて下さって」。「こんなにー」とぼく。「今朝、収穫しました」。四つの紙袋にパンパンに詰めてあったのは空豆。小分けにして職員に配った。ぼくもいっぱいもらった。夜、ゆでたての新緑色の軟らかい空豆を食べながら、気取らん顔のもんぺ姿のお母さんを思い浮かべた。日曜日、後継ぎが生まれた畑の前を通っておうちにお礼に行った。11月に種を植え、神社の祭りのころの5月に収穫するそうだ。6カ月かかる。「いえ、手はあまりかかりません。母がいい土を作ってくれてたので自然に」と娘さんうれしそう。玄関の天井にツバメが巣を作っていて、親鳥が出たり入ったりしていた。

6月の面談

　6月に入った。屋上に行く。夕方の7時を回っても陽(ひ)は落ちない。いつの間に日はこんなに長くなったのだろう。何やかんやでバタバタしているうちに、二十四節気(にじゅうしせっき)が代わる代わるやってくる。ついこの間「立夏(りっか)」だったのに「夏至(げし)」が迫ってる。日曜にラッキョウ畑に行く。雨の後の快晴。梅雨なのに、空にはミニ入道雲。畑は収穫の真っ最中。収穫用の黄色の農機具があちこちに。プーンとラッキョウの匂い。掘りたてのラッキョウが道端のコンテナにぎっしり。今年は実も大きく艶(つや)やかで美しい。

　診療所に帰ると、面会と面談希望の家族が何組も待っていた。休日は面会希望者が増える。その家族の多くは県外在住。休日でないと動けない。「大阪からです、長女です。先日娘の結婚式、無事に済ませました」。79歳の末期の男性の娘さん。過日、患者さんの奥さんが廊下で「孫の結婚式と重ならんように頼みます」と言い、「そればっかりは」と言うところを「ええ、はいっ」と言ってしまったことを思い出した。続きがあって、結婚式を無事にクリアすると廊下で奥さんが言った。「6月15日が年金支給日ですので」、「承知しました」とまた言ってしまった。その日も乗り越えてか、集まった家族の顔に落ち着きが見えた。

「先生、14号室の家族の方もよろしく」とナース。タイから帰ってきた長男、長野市から帰ってきた長女に患者さんの病状を説明する。「しばらく鳥取にいます」と長女。「その時に連絡もらえば2日以内に帰国します」と長男。患者さんの人柄や、子どものころの父の思い出を聞いたりした。ふと「タイ語で死ぬってどう言います?」と尋ねてみた。長男が答えた。「タイ、です」。えっ、国名と一緒? 知らなかった。それからも別の家族との面談が続いた。

点滴

「家に帰りたい」。89歳のがんの末期の男性。「うち1人じゃ世話できません」と奥さん。男性は元トラック運転手、体は大きい。奥さんは小柄。「私、会社辞めて鳥取に帰って家で父看ます」と娘さん。在宅療養を可能にしてくれる一つの形は、本人の強い意志とそれを支える家族の意志。さっそくケアマネさんと連絡を取り、介護ベッドに訪問入浴の手配などしてもらい、酸素吸入と

24時間持続点滴をしながら家に帰った。家に帰ったが言いようのない体のだるさは続いた。

数日後、家族から電話。「点滴をやめてもらえませんか?」。苦しそうに見え、点滴で無理に生かしていると思えてつらいそうだ。医療行為について臨床では真反対のことを求める声が生まれる。「点滴をして下さい」と言う声もある。そのことでは思い出すことがある。一つは日本の医療の場。がんの末期でも1日に2千ミリリットルの高カロリーの点滴、という時代があった。元は医療者の誠意。患者さんの体はむくみ、肺に水がたまる。５００ミリに減らすとむくみは減少した。２５０ミリに減らす方が楽な人もあった。どんな場面もさじ加減。もう一つはアメリカへホスピスケアの研修に行った時のこと。総合病院のホスピス医が言った。「がん末期の人には点滴をすることはありません」。「日本では点滴をする」と言うと、「アンビリーバブル（信じられない）、意味ある⁉」と言われた。

この家族の気持ちはアメリカ風意見と受け止めた。ただ、点滴の中の鎮静剤のおかげで苦しさは少しはやわらいでいた。家族には別人のように弱っていく夫、父の姿が可哀想に映ったのだろう。翌日、再び電話。「やっぱり、点滴続けて下さい」

誰もが動揺しながら、迷いながら一日一日を過ごす。

病院ベッド

診療所のベッドの車輪にヒビが入った。頑丈なベッドで20年経ってもビクともしなかったのに車輪のゴムが限界を迎えた。どうしよう。車輪だけ交換するか、それとも新品を買うか。大阪からベッド会社の若き担当者が来た。車輪交換だといくら、新品だといくら、と教えてくれた。ちなみにと昨今の新作ベッド、ラウンジに展示した。頭、脚、高さが電動式に上下できるのは昔からあった。診療所、開院当時お金なく、三つとも電動のスリーモーターが３台、ツーモーターが３台、頭だけのワンモーターが５台、全て手動（クランク）が８台だった。新作はそれに加えて誤嚥予防で首にも角度をつけるフォーモーターに換わっていた。ベッドからの落下予防のための離床センサーがベッドのマットに内蔵されているとのこと。他に二つ新しい機能もあって、たまげてしまった。

気に入らなかったのはベッドの幅。診療所のベッド幅は、患者さんが楽に眠れるよう１０４センチのものを特注していた。「今は無理です」と担当者。「広くて90センチ、多くは85センチ、透析用だと75センチ」。高齢社会となり老人施設が増加、そこでは幅の狭い物を求める傾向にあるそうだ。経営のため。ベッド会社も需要の多い物に力を入れる。質より量。業界は狭いベッドの量産体制に入る。幅の広いベッドは社会から消えていく。ちなみに値段を聞くと一台約70万円。20年前の倍以上。あのころ業者さんもあの手この手で工夫して格安価格で用意してくれたのに、もうそんな時代ではなさそう。ビジネスはビジネス。

切れ味が良く材質も優れた包丁を作っていたお店が倒産した。欠けず、傷まず、壊れず、長く使える包丁なので買い替えにくる客が少なくなった。良品は作られなくなる。そんな社会になってしまった。

七夕

7月2日、カナカナ蟬(ぜみ)が里山の方で鳴いた。蟬は一足先に夏を始めた。10月の初旬まできっと汗だく。約100日間の猛暑との闘い。

6月末、総合病院から67歳の女性が転院になった。病状は末期。主治医が病院の救急車に同乗してきた。女医さんで当方の何人もの患者さんがお世話になった。「着きましたよ」と先生。患者さんは肺炎や腹膜炎を併発していて展転とされていた。「ここ分かるー？」と娘さん。小さい声で「ののはな」と患者さん。１年前にご主人がここで亡くなった。ご夫婦とも活けてある野の花が好きだった。

「苦しまないようにしてほしい」。カンファレンスルームで３人の子たちと話す。「でも、少しでも長く生きてほしい」「面会は出来ますか？　総合病院では１人20分、重症だったので１人だけ宿泊許されました」。「ここは体調と体温がよければ面会も宿泊もＯＫです」と答え「でも、尽力しますが病状の方は限界です」と伝えた。その日のうちに鎮静剤を変更、展転が落ち着くのを目指した。付き添い用のソファを安定感のある大きいのに入れ替えた。鎮痛剤が効き始めたのは夜10時過ぎてから。皆、やれやれ。

翌朝訪室、ソファに長女１人、かと思ったらクローゼットに布団を敷き、次男が寝てるのが見えた。「ドラえもんです、よく眠れました」。病室の花瓶には花が活けてあった。ボランティアさんの小さい紫陽花、看護師が採ってきた赤い山桃、患者さんが育てた白の桔梗。病室が和らぐ。唐突に「７月７日を目指しましょう」とぼく。戸惑い顔の子ら。

詰め所に帰ると子らの書いた七夕に飾る短冊があった。「お母さんずーっと一緒♥喜美」「みんなが楽しい夢を見られますよう♡一平」

日々のユーモア

臨床って悲しみだけの場ではない。

外来診察ではまず体重計。相撲取りさんが乗るような旧式のもの。体重計の上で慌てて上着を脱ぎポシェットも首からはずし手に持ったままの患者さん。体重は変わらない。食欲を聞いた後、お酒は?と聞く。「飲みません」。よく聞くと「酒は飲まんがビールなら」。「どれくらい?」と聞くと「小さいの1本」。小さいの?「500ccじゃなく350cc」。小さいと言えば250や135もあるのに。「酒、減らしてます」と威張る人もある。「4合を3合に」。たばこについても聞く。(1日の本数)×(吸った年数)をブリンクマン指数(BI)と言い400以上は要注意。禁煙に成功した人も多いが、BIが大切。「たばこはやめました」と自信に満ちて言い放った女性がいた。「いつから?」「6日前」。問診って難しい。

世間話もする。「暑いですな先生、脱いでも脱いでも。体も脱ぎたい」「近所の奥さん、いろいろ気配りしていい人、腹のない人。でも私、皮下脂肪で腹のある人」。難聴もお互い進み、聞き取りにくいこともある。「昔のお仕事は？」「パンツ職人でした」。「？？」。「箪笥（たんす）職人」だった。外来に外国の宗教家と思われる人が受診された。「神父さんですかー」と尋ねると「湿布？　いらないです」。

病棟でも日々おかしい事が生じる。「おくやみ欄に自分の名前が出とりました」と言い張る人、「両親が家に居ますから、早く退院せねば」とせまる90歳の女性。高齢社会、高齢化病棟の風景だ。病気で文字板でしか伝達できない若い人で、ナースコール頻回の人がせん妄状態に。書かれた言葉は今も謎。「ナースコール　8g」。笑ったり、首ひねったり、言葉の深みを考えさせられたり。

野の花小農園

当方の診療所、農園持たぬ。が、時々農作物、玄関横に山積み。患者さんや元患者さん宅の畑から届く。職員の畑からも届けられる。空豆が届くのは空豆農園から、職員の元自衛官Oさんが作る玉ネギ（2色）やジャガイモはO農園から。内緒だけどどの農園も野の花農園の支店。白ネギとトウモロコシに特化したT農園もある。以前はギンナンだけに特化した老人農園もあった。もちろん米農園もある。本家本元の野の花農園は？　屋上にひっそり。開設当初、屋上にしっかりした透明なアクリル板の囲いがある植物空間を、と計画したがもろくも崩れた。強い風と雪、気象の問題。それに屋上のことだから水の問題。夏の屋上のコンクリートの熱さといったら半端ない。トマトやキュウリの葉は数日でチリチリ。

助っ人が登場。看護師。赤い乗用車でホームセンターに乗り込み、土と肥料を買い込みトランクに放り込む。それを背負って外階段を上り屋上の畑にまいた。植えた苗は小松菜多数、トマト2、ミニトマト3、キュウリ2、ひまわり5、枝豆5、朝顔1。勤務時間前の草取り、水まき。勤務終了後の草取り、虫取り、水まき、と植物ケア。石垣島から届いたパイナップル、皆と食べたあとの大きな蔕（へた）三つも植えてあった。

一番貧弱な本店農園のトマトが色づき始めた。夕方車椅子に患者さんを乗せ屋上農園に。患者さん「いい色ですな」。「もうすぐ収穫ですね」と看護師。翌日、赤く実ったトマトが収穫された。厨房さんが四つにカットし患者さんと職員で試食した。「あっ、昔のトマトの味！」。野の花小農園、起死回生！「パイナップルはいつ実る？」と担当看護師に聞いてみた。「3年後かなー」。今年はとりあえずトマトで満足、としておこうか。

花束四つ

七夕の前日の朝5時、枕元の電話が鳴る。隣町、小さな峠を越えて海側の集落へ車を飛ばす。67歳の男性、前日に総合病院を退院し、懐かしのわが家を最期の場に選択して帰ったばかりだった。ベッドサイドにパジャマ姿の娘さん、と奥さんと90歳の父親。娘さん、声を上げて泣く。焼酎でお別れをした。朝の5時55分。

その日は外来もあって、それが終わると往診に回る日。診療所を出発して何軒か回ったところで携帯電話が鳴った。市内の老夫婦の家から。「初めてで分からんですが、おじいさん、息しとらんみたい」。老々介護だった。介護ベッドが嫌いで畳に敷いた布団が寝床。亡くなっていた。布団が汚れていて、看護師と新しい布団を引っ張り出し敷き、移した。焙じ茶でお別れ。素朴な表情で「ダメでしたか」。午後1時5分。その時また携帯が鳴った。病棟の67歳の女性の呼吸が停止。診療所に急行。家族は全員そろっていた。皆が全てを心得ておられた。「ご苦労さま」と長女。お別れは女性の好きなミルクティー、午後1時48分。

診察室で死亡診断書を書く。葬儀社へ連絡をする。元の主治医へ報告をＦＡＸで送る。時間はあっという間に過ぎる。診察室の電話が鳴る。「7号室のIさんの呼吸も止まりました」。病室に駆け上がる。10年間、がんと脳梗塞（のうこうそく）を抱えてた93歳、男性。泊まり込んでいた娘さんが病室にいた。「楽になったね、父さん」。お別れは娘さんの手作りの冷たい梅酒。午後2時37分。階段で花屋さんとすれ違う。「花束あと一つお願いします」と小声で。「これ3人目の方ですよ」「もうひと方、今」「はい」

一日に花束四つ、は珍しい。お見送りして往診に戻った。「あすは七夕か」。皆が急いで天の川に向かっていく。

屋上の虹

電話が入る。75歳の女性の通院患者さん。離れにひとり住んでいた50歳の娘がコロナになって総合病院に入院した。ご自身も37・3度の微熱、咳が出る。「どうしましょう」。診療所に車で来て玄関先で待ってもらった。コロナ感染は終息しない。「日常病」と捉えるしかない。あまり騒がず、するべきことはする、それしかない。

検査時の完全防護服着用も慣れれば簡単。次に鼻腔に検査棒を挿入しくちゅくちゅ。陰性だった。裏口からＣＴ室に入ってもらって検査すると肺炎像が左右に。炎症反応も白血球数も高い。普通の肺炎として入院してもらった。抗生剤の点滴で咳も減り、食欲も戻ってきた。４日目「楽になりましたわ」と笑顔だった。６日目、思いがけないことが起こった。緊張した顔。「娘が急死だって。晩ご飯を食べて、そのあと倒れたって。今から解剖だって」

あくる日病室で、「寝れませんでした。娘は血栓が肺だか脳だかにでき急変したそうです。膠原病がありましたけなあ」。あっけらかんと話した。お葬式が２日後にあった。外出許可とした。帰ってきて「先生、あっけないですな」と言って「それより病室に戻ってみたら可愛い、きれいな紫陽花の花が活けてあって、それみたら急に涙が出て、それまで悲しいとも何とも思えなんだのに。泣きました」。

夕食の時間が終わって、患者さんと屋上に上がった。夏の空は幾様にも変わる。月は雲に隠れ見えなかった。「診療所に屋上があったんですかあ。街や山が見えて、ええなあここ」。上空に虹が見えた。水平線近くの赤い夕日が雲の間に光を放った。「こんな虹、初めて」と言い、「娘も見とるかなー」とつぶやき、沈んでいく真赤な夏の夕日を見つめていた。

〔診療所いまむかし〕

#5　コロナがやってきた

2023年7月、コロナ感染症も9波となった。一体何波まであるのか、何波まで数えるのか。外来に38度でのどが痛い、という患者さんが受診した。抗原検査をすると赤い線が浮かび陽性。9波は今オミクロン株で軽症で元気な人が多い。一般的な咽頭炎（いんとうえん）の薬を処方する。3年半前の1波のデルタ株のような、電撃的な症例はうんと少なくなった。ただ感染していく力は強く、2023年8月現在症例数は増加している。市内の3つの総合病院の院長の連名で通達のようなものが送られてきた。「最近紹介例が増え、コロナ病床が逼迫（ひっぱく）している。紹介は中等症以上で重症化が危惧される症例に限定されたい」（要旨）。病院側も職員や入院患者さんが感染し、手が回らなくなっているようだ。

先日の土曜日（2023年8月19日）の午後、ある更生施設から電話が入った。刑務所を出て、野の花診療所に通院している85歳の男性がコロナ判定キットで陽性、どうしたらいいか、と。往診した。男性はヘビースモーカーで肺気腫があるが「いつものえらさと違う」と白い顔。確かに赤い線が浮かぶ。血中酸素飽和度は85％と低い。診療所に戻り、総合病院の日直医に入院を相談する。「どうぞ」と言ってくれホッとした。

　ぼくは往診医が田舎道を歩く姿を想像する。頭にあるのは１９４８年、写真家ユージン・スミスがアメリカのコロラド州の小さな町で写したエルネスト・セリアーニで、素手で黒い往診鞄を持ち、上、下色の違う背広にソフトハットを被って視線を落として田舎道を歩く姿。今の日本の往診医の姿を大袈裟に表現すると、青色の薄いビニールの防護服に白のキャップにフェイスシールド、手には青と白の二色のビニール手袋をはめて往診鞄を持ち、視線を落として歩く姿。二人の姿の違いが時代状況の違いを象徴している。

　コロナウイルスはすべての医療機関をまるで竜巻のように飲み込んでいった。医療機関だけでなく学校も保育園も老人施設も、社会全体を吸い上げていった。町角で同じくホスピスケアを実践している他院の医者にばったり出くわしたことがある。「ホスピスケアっていかにコミュニケーションを築くかってことでしょ、患者さんや家族のそばで。それがコロナが来てから、密になるな距離を取れでしょ、ディスタンス。我々、どうすりゃいいんですかね」。直球でしゃべる先生でぼくも同感、とその町角で話した。

　コロナ感染を防ぐために死を間近にした人とその家族が面会できない、という事態があちこちで起こった。野の花診療所は面会者の体温、体調に問題がないことを条件に、ややゆるい制限とし、死の前に付き添って泊まってもらうことも可能にした。死の時、誰かがそばにいて手を取る、ということはとても大切なこと。可能な限りそのことを実現しようとした。

ウイルス感染症は今後も無くなることはない。人間は感染症によって免疫力を確保してきた。感染症も死も、忌避（きひ）することで済む現象ではない。

整わぬ臨床、制圧できない臨床、統治できない臨床、試行錯誤するしかない臨床、間違う臨床。振り回され困りながら、焦燥しながらも場を去らず苦悶する人たちのいる臨床が、ぼくは心底好きだ。

あとがき

医学部を卒業したのが１９７４年３月。医師免許を与えられたのがその年の５月30日。ぼくは26歳。初めて主治医になるのがその年の６月上旬。初めて患者さんの死に立ち会うのが８月ごろ。死を告げると、後ろの方から娘さんが急にベッドに走り寄り、もう亡くなった60歳の患者さんにしがみついて「お父ちゃん、死んだらいけん、死んだらいけん」と叫んだ。臨床って、すごい場所だ、と初めての症例で教えられた。教科書には書かれていない、書きようがない出来事がそこでは日々起こっている。書きとめられていない言葉も日々発せられている、と知った。

生まれ故郷は鳥取。故郷でも多くの人が病み、この世を去っていかれるのだろうと思った。ぼくは30歳、若い医師。心の中に「故郷という方法」という言葉が生まれた。働き始めたのは鳥取赤十字病院。１９７８年から。いろんな患者さんたちに出会った。難しい症例、困った症例、申し訳なかった症例、ありがたかった症例、悲しい症例、いろいろだった。そのころは臨床がまだ専門分化されておらず、ようやく胃カメラが普及し始めたころ。レントゲン写真は撮れたが超音波診断装置やＣＴがこれからという時代で、血液透析がやっと可能になってきたというころだった。幸か不幸か、内科医は白血病も肺がんも心筋梗塞も脳出血も診なければならなかった。今なら助けられた患者さんが多くあったと思われる。詫びたい気もする。

がんで亡くなる人は多かった。このごろのようには抗がん剤が進歩しておらず、手術や放射線療法でやるべきことをやったら、あとは大雑把な対症療法が中心だった。最後は治療をするという意味のキュアではなく、心の支えになったりするケア中心の医療を、という時代を迎えていた。

そのころ、臨床で起こっていることを「看護教育」（医学書院）という月刊誌に綴った。『死の中の笑み』（ゆみる出版）という一冊の本になった。臨床を綴り始めたのはそのころから。お医者さん向けの薬品メーカーの月刊誌にも「鳥取の現場から」と題して9年間書き綴った。

時代は少しずつ変化した。臨床ではがんの末期はホスピス（緩和ケア病棟）で過ごすのも大切な選択と言われるようになった。ケアハウスや自宅で最後の日々を送るような傾向が生まれた。ホスピスがこの国にも生まれ始めた。23年間働いた鳥取赤十字病院を後にして、鳥取市の下町に「野の花診療所」を建てた。2001年12月。ぼくは53歳。診療所の目的の一つは亡くなっていかれる患者さん、その家族を支える、だった。いろんな患者さんが紹介されてきた。ある日一人の男性が外来に見えた。「今、鳥取赤十字病院で胆のうがんで末期と言われました。受容しました。でも米屋でして、米の配達は続けたい。往診と訪問看護、頼めませんか」。在宅ホスピスとして関わらせてもらった。病状が進んだ時、往診するとその人が四つんばいになって言った。

「この場になってお恥ずかしゅうござんす。わし、生きとうござんす!」。頭を畳にこすりつけ、土下座された。気迫の言葉に圧倒された。臨床がどういう場なのか知ってるつもりだったが、その都度、改めて臨床ってすごいわ、と思った。何度も思わされた。

そんな時、朝日新聞鳥取支局の記者がブラッとやってきた。「週に一回、何か書きませんか?」。この忙しいのに、と思わないわけでもなかったが、忙しいから書けるか、とも思った。臨床が綴るに値するフィールド、と常々思っていたし、そこで生きてる人々のこと、いのちの姿、死に向かう人たちの健闘は報じて多くの人に知ってもらう必要がある、と思っていたので引き受けることにした。死という、つらく、悲しい現場ではあるけど、必ずどこかに人間の持つ温かみがある、と思っていたので、「あったかさを切り口にするのはどうですか」と記者に投げ掛けてみた。「あったか話、ですね。OKです」。連載が始まったのは2012年4月。ぼくは64歳。もう11年半も前のことになる。臨床の日常を綴っていった。森や海にさまざまな植物や動物、生命体が存在するように、臨床にもさまざまな生命体がある。どの生命体が正しいとか優れているとか清らか、ということはない。どれもこれもそれぞれがそれぞれだ。人類学者が森でゴリラや類人猿の生態、仕草、家族の形、声などに出くわしていくのに似ていて、臨床というフィールドでいろんな患者さんや家族に出会い、そこで起こった出来事や発せられた言葉、発せられる前の言葉を、ただ臨床報告として綴った。意味付けや、正当化をなるべく避けて、ただ事実を綴った。今回の原稿もそんな中で生まれていった。

新聞に連載した最初のまとめは『野の花あったか話』（岩波書店）、次が『まぁるい死』（朝日新聞出版）になった。今回は２０１９年から２０２３年の５年間の連載が一冊にまとめられた。臨床医として働き始めて50年。初めての死の病室からこんなにも経った、と自分でもあきれる。ぼくは臨床医でいることしかできなかった。今回の本には世界にパンデミックを起こした、新型コロナウイルス感染症の中で揺れる診療所の様子も報告している。

臨床は今までがそうであったように、これからも休むことなく大波の日や小波の日を繰り返していく。でも次の一冊の本を作れるだけの臨床力はもうないだろう、と冷静に考える。サブタイトルに「野の花診療所からの最終便」とさせてもらった。ぼくは75歳。

朝日新聞鳥取支局の石川和彦さん、清野貴幸さん、診療所の浜辺眞砂代さん、朝日新聞出版の上坊真果さん、装幀の矢萩多聞さんにお世話になった。フィールドワーカーの日々を最後の一冊の本にまとめてもらったことに感謝する。

２０２３年12月
徳永　進

徳永 進（とくなが・すすむ）
1948年鳥取県生まれ。内科医。京都大学医学部卒業。鳥取赤十字病院内科部長を経て、2001年、鳥取市内にホスピスケアを行う有床診療所「野の花診療所」を開設。1992年、地域医療への貢献を認められ第1回若月賞を受賞。著書に、『死の中の笑み』（講談社ノンフィクション賞受賞）、『隔離　故郷を追われたハンセン病者たち』『死の文化を豊かに』『野の花診療所の一日』『野の花ホスピスだより』『死ぬのは、こわい？』『野の花あったか話』『「いのち」の現場でとまどう』『まぁるい死』など多数。

JASRAC　出2400366-401

いのちのそばで

野の花診療所からの最終便

二〇二四年二月二十八日　第一刷発行

著　　者　徳永 進
発 行 者　宇都宮健太朗
発 行 所　朝日新聞出版
〒一〇四-八〇一一　東京都中央区築地五-三-二
電話　〇三-五五四一-八八三二（編集）
〇三-五五四〇-七七九三（販売）
印刷製本　株式会社 加藤文明社

Published in Japan by Asahi Shimbun Publications Inc.
ISBN978-4-02-251967-2
定価はカバーに表示してあります